AF648268

Carl-Auer

Rosmarie Welter-Enderlin

Einführung in die systemische Paartherapie

Vierte Auflage, 2025

Mitglieder des wissenschaftlichen Beirats des Carl-Auer Verlags:

Prof. Dr. Dr. h. c. Rolf Arnold (Kaiserslautern)
Prof. Dr. Dirk Baecker (Dresden)
Prof. Dr. Ulrich Clement (Heidelberg)
Prof. Dr. Jörg Fengler (Köln)
Dr. Barbara Heitger (Wien)
Prof. Dr. Johannes Herwig-Lempp (Merseburg)
Prof. Dr. Bruno Hildenbrand (Jena)
Prof. Dr. Karl L. Holtz (Heidelberg)
Prof. Dr. Heiko Kleve (Witten/Herdecke)
Dr. Roswita Königswieser (Wien)
Prof. Dr. Jürgen Kriz (Osnabrück)
Prof. Dr. Friedebert Kröger (Heidelberg)
Tom Levold (Köln)
Dr. Kurt Ludewig (Münster)
Dr. Burkhard Peter (München)
Prof. Dr. Bernhard Pörksen (Tübingen)
Prof. Dr. Kersten Reich (Köln)
Dr. Rüdiger Retzlaff (Heidelberg)
Prof. Dr. Wolf Ritscher (Esslingen)
Dr. Wilhelm Rotthaus (Bergheim bei Köln)
Prof. Dr. Arist von Schlippe (Witten/Herdecke)
Dr. Gunther Schmidt (Heidelberg)
Prof. Dr. Siegfried J. Schmidt (Münster)
Jakob R. Schneider (München)
Prof. Dr. Jochen Schweitzer † (Heidelberg)
Prof. Dr. Fritz B. Simon (Berlin)
Dr. Therese Steiner (Embrach)
Prof. Dr. Dr. Helm Stierlin † (Heidelberg)
Karsten Trebesch (Berlin)
Bernhard Trenkle (Rottweil)
Prof. Dr. Sigrid Tschöpe-Schefer (Köln)
Prof. Dr. Reinhard Voß (Koblenz)
Dr. Gunthard Weber (Wiesloch)
Prof. Dr. Rudolf Wimmer (Wien)
Prof. Dr. Michael Wirsching (Freiburg)
Prof. Dr. Jan V. Wirth (Meerbusch)

Reihengestaltung: Uwe Göbel
Umschlag: Heinrich Eiermann
Redaktion: Uli Wetz
Satz: Verlagsservice Hegele, Heiligkreuzsteinach
Printed in Germany
Druck und Bindung: CPI books GmbH, Leck

MIX
Papier | Fördert gute Waldnutzung
FSC® C083411
www.fsc.org

CPI klimaneutral
Mehr Bäume.Weniger CO_2

Vierte Auflage, 2025
ISBN 978-3-89670-472-6 (Printausgabe)
ISBN 978-3-8497-8535-2 (ePub)
© 2007, 2025 Carl-Auer-Systeme Verlag
und Verlagsbuchhandlung GmbH, Heidelberg
Alle Rechte vorbehalten

Bibliografische Information der Deutschen Nationalbibliothek:
Die Deutsche Nationalbibliothek verzeichnet diese Publikation in der Deutschen Nationalbibliografie; detaillierte bibliografische Daten sind im Internet über http://dnb.d-nb.de abrufbar.

Informationen zu unserem gesamten Programm, unseren Autoren und zum Verlag finden Sie unter: **https://www.carl-auer.de/**.
Dort können Sie auch unseren Newsletter abonnieren.

Carl-Auer Verlag GmbH
Vangerowstraße 14 • 69115 Heidelberg
Tel. +49 6221 6438-0 • Fax +49 6221 6438-22
info@carl-auer.de

Inhalt

1. Systemische Paarberatung und Paartherapie

Paarberatung gibt es seit langer Zeit. Im 19. und anfangs des 20. Jahrhunderts waren es Pfarrer und Mediziner, die sich um das Wohlbefinden von Paaren kümmerten. Sie boten Beratung in Fragen der Paarentwicklung und der Paar-„Hygiene" an, also in sexuellen Dingen. Psychotherapeuten mit dem professionellen Hintergrund von Psychiatrie, Psychologie und Allgemeinmedizin grenzen sich seither eher ab von dieser Art von Beratung bzw. Therapie. Zurzeit wird das Thema Beratung von Berufsgruppen außerhalb von Psychiatrie und Psychologie beansprucht (zum Beispiel in der Sozialarbeit), die ihre eigenen Zertifizierungskriterien ins Zentrum rücken mit dem Hinweis, es handle sich bei ihrer Arbeit explizit nicht um „kleine Psychotherapie". Als Supervisorin von Professionellen, welche ihre Arbeit Beratung nennen, wie von solchen, die sie als Therapie bezeichnen, habe ich kein Interesse, mich auf berufspolitische Abgrenzungen einzulassen. Mich interessiert hier vielmehr, wie die *Qualität* von Paarberatung bzw. -therapie sich in unterschiedlichen Berufsfeldern entwickelt, und welches die biografischen und entwicklungsmäßigen Bedingungen von kompetenten Beraterinnen und Beratern sind.

Im vorliegenden Buch werde ich meine eigenen Erfahrungen mit Paaren und Paartherapie darlegen und anhand konkreter Handlungsmöglichkeiten aus meiner Praxis die Praxis von Kolleginnen und Kollegen unterstützen, ob diese nun wenig oder viel professionelle Erfahrung haben.[1]

Paartherapie oder Paarberatung? Ich verstehe die Begriffe als unterschiedliche Definitionen einer vergleichbaren Praxis. Der Unterschied liegt in der Frage, wer welcher Definition Anerkennung gibt und wer davon ausgeschlossen wird. Wenn ich als Klientin im Wirrwarr von therapeutischen Definitionen wählen müsste, würde ich vor allem fragen, wer die *Person* ist, die mir Unterstützung zu geben bereit ist, in welchem Kontext er oder sie lebt und arbeitet und auf welche Menschbilder und theoretische Grundlagen er bzw. sie sich bezieht. Ganz besonders wichtig wäre mir, ob die Therapeutin oder der Therapeut emotional fähig ist, sich auf das Chaos eines Paares in einer Krise einzulassen und es gelassen anzuleiten. Es müsste ein Mensch sein, der persönlich auf sicherem Boden von Bindung steht und sich mehr erfreut an der Autonomie von Menschen in kritischen Lagen als an ihrer Abhängigkeit.

Systemische Therapiekonzepte sind ursprünglich entwickelt worden für größere, komplexe Systeme (z. B. Familien oder Organisationen) mit Mitgliedern, die sich zu gewissen Zeiten an keine vereinbarten oder impliziten Spielregeln hielten (Hoffman 1982, S. 339). Das betraf vor allem Kinder und Jugendliche. Erwachsene kamen dabei eher als *Mütter* oder als *Väter*, manchmal auch als Großeltern oder Lehrpersonen vor, und im Blick auf ihre Erziehungsarbeit erhielten sie kaum Lorbeeren, schon eher Kakteen. Paare wurden vorwiegend über ihre Kinder definiert und bewertet. Ihre eigenen inneren und äußeren Welten gingen bei diesem Ansatz oft unter, weil vor lauter Wald (Familie) die einzelnen Bäume (Individuen) und die kleinen Beziehungseinheiten (Paare) nicht gesehen wurden. Ich erinnere mich, wie hilflos ich in den Anfängen des Unterrichtens in systemischen Therapien war, wenn ich gefragt wurde, was eigentlich systemisch sei an dem, was ich präsentierte in bezug auf Paare. „Systemische Paartherapie“, was ist daran systemisch?, lautete die Frage. Nichts oder alles, war meine verlegene Antwort, weil ich, wie damals üblich, systemisches Handeln als Beobachtung und Beeinflussung von *Beziehungen* verstand, deren Spielregeln es zu verändern galt. Individuen, ihre Geschichte und ihre Gefühle schienen dabei weniger wichtig zu sein.

Es gab in den 1970er und 1980er Jahren, die im Westen auf der gesellschaftlichen Ebene gekennzeichnet waren von Misstrauen gegenüber Verbindlichkeit, die Meinung, dass Paartherapie langweilig sei, weil sie der *Konstanz* von Bindung gegenüber Entwicklung und Wandel von Individuen den Vorzug gebe. Zyklisches Verhalten im Lebenslauf von Paaren wurde schnell einmal pathologisiert (Jackson 1982, S. 191). Die damaligen Forscher fassten Paare in Typologien von funktionierenden, nichtfunktionierenden oder schwierigen Konstellationen zusammen. Als ehemalige Schülerin (1968) von Lederer und Jackson, den Begründern dieses Ansatzes, schienen mir ihre Typologien interessant, bis ich merkte, wie destruktiv die Autoren Paare beschrieben. Paare wurden in „krank versus gesund" aufgeteilt. Sogar „Paare des Grauens" war eine Kategorie und meinte Paare, die angeblich selber nicht merkten, wie negativ sie auf ihre Kinder wirkten. Keines der in den Typologien beschriebenen Muster scheint eine Voraussage ehelichen Glücks oder Unglücks zu ermöglichen. Also gute Gründe für Professionelle, sich von Paartherapien fernzuhalten!

Geschichtliche Aspekte von Paartherapie und Paarberatung

Paartherapie bzw. Paarberatung – ich gebrauche die beiden Begriffe hier austauschbar, da sie mehr mit dem Ausbildungshintergrund von Professionellen als mit der Qualität ihrer Arbeit zu tun haben – war lange ein Stiefkind in der systemischen Therapietradition. Zwar wurden Familien und größere Systeme wie Organisationen mit Erfolg unter systemtheoretischen Aspekten beschrieben. Paare und Paartherapie schienen jedoch besser aufgehoben in psychoanalytischen oder verhaltenstherapeutischen Konzepten. Diese ermöglichten, was in einer strikt systemischen Zugehensweise ohne Rückgriff auf Lebensthemen und Geschichten der Partner fehlte: die Einbeziehung der individuellen Gestimmtheit jedes Partners sowie die Beschreibung der und den Umgang mit der Bedeutung der Herkunftsfamilie und mit den unabgeschlossenen Geschichten der einzelnen Partner, welche bis in die Gegenwart eines Paares hereinwirken können. Allerdings gab es damals bei der Anwendung psychoanalytischer Konzepte im Rahmen von Beziehungskonstellation ein Dilemma: Bei der Übertragung auf Paarbeziehungen der von Dicks (1967), Willi (1975) und anderen formulierten *Objektbeziehungstheorien* blieben die Autoren bei einer an den *Defiziten von Individuen* orientierten Sprache, die sie dann auf Paarbeziehungen und deren „kollusive Konstellationen" übertrugen. Was Paaren an Ressourcen zur Verfügung steht und was an Chancen, über sich selber hinauszuwachsen, wurde wenig thematisiert. In den traditionellen systemischen Therapietheorien fehlte hingegen *ein Konzept des Individuums* sowie die Beschreibung der *Unterschiede von Frau und Mann* und ihrer Lebenswelten. Auf der Basis der systemtheoretischen Idee, dass das Ganze mehr sei als die Summe seiner Teile, wurden die „Teile" ignoriert. Offensichtlich ein Denkfehler, denn natürlich trägt in Paarbeziehungen nicht jeder Teil bzw. jeder Partner gleichermaßen zum Ganzen bei und verfügt auch nicht über die gleichen Möglichkeiten und Begrenzungen. Dies ist ein Kernpunkt der Kritik feministisch orientierter Kolleginnen an systemischer Paartherapie, welche traditionell die Möglichkeiten des einen mit jenen des anderen Partners gleichsetzt, was besonders bei den Themen von Macht und Gewalt fragwürdig ist.

Dank der kognitiven Wende in der Psychologie in den 1950er Jahren (Kelly 1955) sowie der entsprechenden – allerdings späten – „konstruktivistischen" Wende in systemischen Therapiekonzepten ließen sich die drei früher nach „Schulen" getrennten Aspekte miteinander verbinden: Vergangenheit, Gegenwart und Zukunft als Dimensionen der gleichen Wirklichkeit. Mit der Frage, was die Dinge aus uns gemacht haben und was wir daraus machen, die bei meinem Konzept eine zentrale Rolle spielt, wird die idealistische Vorstellung, dass Menschen jederzeit (und beliebig) Wahlmöglichkeiten haben, relativiert. Die Frage, was wir uns aus den Dingen machen, verweist darauf, dass wir – zumindest als mündige Erwachsene – mitbestimmen, wie wir leben, und für unser Handeln Verantwortung tragen. Eine pragmatische therapeutische Grundhaltung verbindet über die Frage nach den „Melodien" oder Lebensthemen, zu denen Menschen ihren „Beziehungstanz" tanzen, ihr Denken, Fühlen und Verhalten. Theoretische Positionen, die sich – wie die ursprünglichen Verhaltenstherapien und die mit ihnen verbundenen Familientherapien der Pioniere[2] – einseitig auf beobachtbare Verhaltensmuster beziehen, sind inzwischen auch für ihre Erfinder überholt. Auch der exklusive Fokus auf Kognition (Erkennen) beim „Durcharbeiten" verdrängter Lebensthemen im Rahmen psychoanalytischer oder tiefenpsychologischer Konzepte, ohne die Idee des Erkennens durch *Handeln* und durch *Gefühle*, scheint inzwischen überholt zu sein. Dennoch bestehen in paartherapeutischen Theorien nach wie vor unterschiedliche Tendenzen nebeneinander, selbst wenn sie sich in der Praxis selten so extrem manifestieren, wie ich sie hier formuliere.

Die psychoanalytische Tradition

In psychoanalytischer Tradition werden Paare in Konfliktsituationen unter dem Aspekt früher individueller *Persönlichkeitsstörungen* betrachtet. Solche Störungen müssen in dieser therapeutischen Tradition einzeln, d. h. bei Individualtherapeuten auf- und durchgearbeitet werden (Kernberg 1996), auch wenn ein Paar gemeinsam Therapie beansprucht. Eine progressive interaktionelle Variante zu dieser Idee ist das bereits erwähnte *ökologisch psychodynamische Konzept* der *Kollusion* (Willi 1996), das sich sowohl auf das Paar als Gestalt als auch auf zwei einmalige Individuen und ihre Biografien bezieht und bei Konflikten – außer bei schweren Persönlichkeitsstörungen – keine Einzeltherapie voraussetzt.

Das lösungsorientierte Kurztherapiemodell

Die Geschichte zweier Partner wird im lösungsorientierten Kurztherapiemodell vorwiegend als Belastung verstanden, der Paare sich am besten entledigen können, wenn sie den Blick auf die *gegenwärtigen Lösungsmöglichkeiten* richten. In Paartherapien kann die entsprechende therapeutische Haltung erkannt werden an sogenannt lösungsorientierten Fragen wie z. B.: „Angenommen, das Wunder geschieht. Sie wachen auf, und Ihr Partner verhält sich so, wie Sie es möchten: Was tut er, und was tun Sie?" Oder: „Welches sind die Ausnahmen von den von Ihnen beschriebenen Problemen?" Das *Menschenbild*, das Vorgehensweisen zugrunde liegt, die vorwiegend auf Lösungen fokussieren, entspricht dem amerikanischen Ideal der Kraft positiven Denkens oder jenem der „besseren Mäusefalle" aus der Pionierzeit: Störende Einflüsse – eben die Mäuse, die im Familienkeller die Ernte fressen – sollen durch die Konstruktion einer besseren Mäusefalle schnell und effizient beseitigt werden. Der mit diesem Bild verbundene Handlungsoptimismus wirkt denn auch auf mitteleuropäisch-resignative Lebenseinstellungen erfrischend. Eine *Hier-und-Jetzt-Orientierung*, ohne Blicke in die Geschichte, entlastet natürlich auch von der Schuldfrage. Vielleicht ist dies ein Grund, warum die lösungsorientierte Kurztherapie in Deutschland und Österreich wesentlich verbreiteter ist als in der Schweiz? Leider geht bei diesem Ansatz aber die Möglichkeit verloren, mit den *Schätzen aus dem Familienkeller* Zukunft zu gestalten und unabgeschlossene Geschichte abzuschließen, also „Leichen im Keller" zu begraben (Welter-Enderlin 1999/2006, S. 53 ff.).

Das systemisch-integrative Konzept

In den 1960er und 1970er Jahren entstanden in den USA Konzepte zur Paartherapie (Haley 1963; Stuart 1980), die mir in ihrer Einfachheit Eindruck machten. Besonders attraktiv fand ich die Arbeiten von Frank (vgl. 1961), der sich mit der Frage befasst, wie in unterschiedlichen Kulturen und Methoden *Heilung* erfolgen kann. Sein ursprünglicher Titel, *Überzeugen und Heilen (Persuasion and healing)*, wurde inzwischen übersetzt in *Die Heiler, Wirkungsweisen psychotherapeutischer Beeinflussung. Vom Schamanismus bis zu den modernen Therapien* (1992).

In den 1970er Jahren hörte ich (mündliche Mitteilung) von Mara Selvini in Mailand und ihren Mitarbeitern zum ersten Mal den Begriff „systemische Familientherapie". Die Autoren zählten selbstverständlich auch *Paare* zu ihrem Konzept, allerdings meist als *Eltern* von Kindern und Jugendlichen. 1981 gab es in Zürich einen „legendären" Kongress zur Familientherapie, der als „Wende" in die Geschichte einging (vgl. Ludewig 2005, S. 66 ff.). Ich habe ihn mit organisiert – aus Interesse und Neugier und ohne zu ahnen, dass die dort vertretene Abkehr von der Frage, wie Menschen *Wandel* erzeugen, statt „homöostatisch" immer wieder dasselbe zu tun, zu einem *Wendepunkt* systemischen Denkens und Handelns werden sollte und bei gewissen Kollegen und Kolleginnen entsprechende Irritationen auslöste.

Dass ich seither wenig Interesse habe an immer wieder neuen *Wendepunkten* im Feld systemischer Therapie, lässt sich gewiss nachvollziehen. Was mir viel wichtiger wurde, sind die Themen der internationalen Kongresse des Ausbildungsinstitutes in Meilen (bei Zürich), die ich seit 1990 als Leiterin geprägt und mit organisiert habe. Dabei kamen Themen zur Sprache, die der Vertiefung des Meilener Konzepts systemischer Therapie und Beratung dienten, aber keineswegs als Paradigmawechsel oder gar Wende gedacht waren. Themen wie *Familienwelten* (1990), *Chronifizierte Probleme* (1993), *Affektive Kommunikation*

(1997), *Rituale* (vgl. Welter-Enderlin u. Hildenbrand 2002) und *Resilienz* (vgl. Welter-Enderlin u. Hildenbrand 2006) dienten uns als Erweiterung und Vertiefung bestehender Sicht- und Handlungsweisen. Sie erhoben aber nie den Anspruch, „Wendepunkte“ der systemischen Therapie zu sein.

Beim therapeutischen Konzept, das ich hier vertrete und als systemisch-integrativ bezeichne, rücken die beschriebenen Positionen zusammen, allerdings als eine neue „Gestalt“, mit Unterschieden gegenüber den beiden beschriebenen therapeutischen Traditionen. Das Ergebnis des Zusammenrückens der beiden Pole (1) *Geschichte(n) verstehen und nutzen* und (2) *Lösungen entwerfen* nenne ich die „Wurzel-Flügel-Dialektik“. Ich meine damit, dass ich Menschen als eingebettet in ihre Geschichte(n) verstehe, welche ihrerseits Teil von Sozial- und Kulturgeschichte sind. Ich will die davon abgeleiteten *Lebensthemen* erkennen, welche sowohl jeden Partner als auch das Paar als Ganzes anleiten, mit den Wechselfällen des Lebens auf die ihnen gemäße Art umzugehen. „Lebensthemen“ verstehe ich als Sinnstrukturen und als Orientierungsraster, welche Menschen Sicherheit und Voraussehbarkeit vermitteln, aber auch zu starr wiederholten Verhaltensmustern verführen können. In der Begegnung mit Paaren und durch Fragen nach ihren persönlichen Geschichten und ihrer gemeinsamen Geschichte, die im *Genogramm* beider Partner sowie der Paargeschichte enthalten sind, können wir im Rahmen unseres Konzeptes (Welter-Enderlin u. Hildenbrand 1996/2004b) sowohl ihre spezifischen Ressourcen für Wandel erschließen als auch verstehen, was die beiden an entwicklungsbehindernden Themen mitbringen. Indem wir Paare ermutigen, ihre Ziele immer wieder neu zu entwerfen, wollen wir ihre Sicht- und Handlungsmöglichkeiten – und damit ihre Autonomie – erweitern. Auf dem Weg dazu unterstützen wir sie mittels offener Fragen, aber auch durch Herausforderungen an ihre Mitverantwortlichkeit für eigenes Lernen durch Versuch und Irrtum. Das tun wir mit langem Atem und

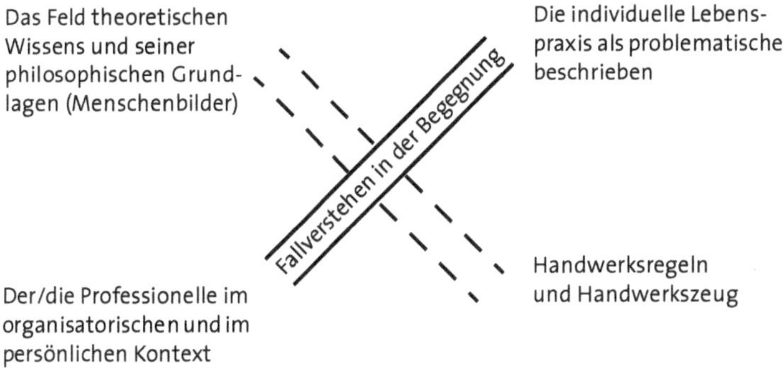

Abb.: Fallverstehen in der Begegnung

im Blick auf Lösungen, die nicht auf Geschwindigkeit und auch nicht auf die Normen von Meister X oder Schule Y ausgerichtet, dafür aber *maßgeschneidert* sind. Ermutigend finde ich, dass meine Therapien trotz dieser emotionalen Gelassenheit nur wenige, vielleicht zehn oder 20 Sitzungen umfassen und keineswegs Jahre beanspruchen. Ich vermute, dass dies mit dem bereits angedeuteten Fallverstehen in der Begegnung und ganz besonders mit der zuverlässigen affektiven Rahmung eines Paares in Therapie zu tun hat, auf die ich später konkret eingehen will.

Was heißt „systemisch" in Bezug auf Paartherapie?

„Systemisch" ist zu einem Modewort geworden, das vermutlich deshalb Konjunktur hat, weil es so gut zu der postmodernen Vielfalt von Lebensformen passt. Der Begriff „systemisch" steht im Gegensatz zum sogenannt medizinisch-linearen Modell von Psychotherapien mit einem klaren Ursache-Wirkungs-Schema, das sich an Denk- und Forschungsweisen des 19. Jahrhunderts orientiert. In der damaligen Medizin hat dieses Schema zu bahnbrechenden Entdeckungen von Krankheitserregern geführt, indem die „letztlichen" Ursachen beobachtbarer Symptome eruiert wurden. Für die Komplexität vieler Krankheiten genügt diese Denkfigur allerdings nicht, was in der Medizin längst deutlich geworden ist. Dennoch ist das Ursache-Wirkungs-Denken tief in allen psychologischen und tiefenpsychologischen Ideen verankert, die aus dem linearen Modell abgeleitet worden sind. Die Suche nach Pathologie und die Definition vorgegebener Krankheitsbilder mag bei Individuen unter bestimmten Umständen Sinn ergeben. Wenn aber *Beziehungen* das Thema von Therapie sind, das Tun des einen also das Tun des anderen voraussetzt und bedingt, nützen Übertragungen aus der individuellen Psychopathologie auf eine Paarbeziehung wenig. In der Alltagspraxis der Paarberatung kommt es in meiner Erfahrung überdies eher selten vor, dass ein Partner unabhängig von der Beziehung so schwere Persönlichkeitsstörungen zeigt, dass eine psychopathologische Zugehensweise nützlich ist.

Systemisches Denken und Handeln macht PaartherapeutInnen in Ausbildung, die in kausal-linearen Modellen geschult sind, welche das Auffinden der letztlichen Ursachen von Problemen versprechen, manchmal große Mühe. Das ist nachvollziehbar. Die Vorstellung, dass Menschen und ihr Verhalten immer nur annähernd und in Fragmenten verstanden werden können und dass Therapie eher eine *Kunstlehre* als die Anwendung von Wissenschaft ist, bedeutet Kontrollverlust und manchmal Hilflosigkeit. Lernende suchen darum professionellen Halt in reichhaltigen „Werkzeugkisten“ voll Interventionstechniken, die ihnen zur Erlangung dieser Sicherheit dienen sollen. Mit solchen Anliegen kommen Kollegen und Kolleginnen in die Fortbildung zur Paartherapie. Allerdings lassen sich ihre Wünsche bei uns nicht ganz erfüllen. Denn zu unserer Vorstellung von gelingender Paartherapie gehört, dass wir durch das Erschließen der jeweils einmaligen Lebenslage im Kontext sozialer und historischer Rahmenbedingungen mit Klienten zusammen *Schritt um Schritt verstehen* wollen, nach welchen geistig-emotionalen Landkarten sie handeln und wie diese ihnen nutzen oder schaden. Dazu dienen mir zwar auch Instrumente aus dem „Werkzeugkasten" wie ein Fragebogen, den ich in Kapitel 2 vorstellen werde. Aber primär erkenne ich, was Paare bewegt, über ihre Erzählungen sowie über das sorgfältige Lesen von Feedback auf meine Fragen. Auf diese Weise lassen sich die *Sinnstrukturen und Grundorientierungen* der beiden Partner am besten erkennen. Sie sind die Basis für vorläufige Problemlösungen sowie für die Erzeugung neuer Lebensentwürfe, die über unmittelbare Problemlösungen hinausgehen (sogenannte Lösungen der zweiten Ordnung, vgl. den Abschnitt *Lebensthemen …* in Kapitel 3). Diese Art von therapeutischem Lernprozess ist am besten über Erfahrung, Reflexion und besonders über Supervision der eigenen Fallarbeit zu erreichen.

Beim paartherapeutischen Prozess ist meines Erachtens die Erfassung des „unverfälschten Anliegens der Klienten", wie Ludewig (1998, S. 69) es als Grundlage von *Arbeitsvertrag* und therapeutischem Vorgehen fordert, eine schöne, aber – da einseitig auf Vernunft bezogene – unverhältnismäßige Forderung. Leider sind Menschen in Krise durch die Fragen nach ihrem therapeutischen *Auftrag* wie auch dem Konzept eines *Arbeitsvertrages* oft verwirrt, weil sie nicht wie Kunden im Lebensmittelgeschäft bereits wissen, was sie kochen wollen und welche Produkte sie dafür brauchen. Im Gegenteil! Es kann ja nicht Zufall sein, dass das vage Thema der mangelnden oder leidbringenden „Kommunikation" bei den meisten Anmeldungen für Paartherapie an vorderster Stelle steht. Wer als Therapeutin auf der Formulierung eines Auftrags besteht und nicht bereit ist, für die oft mühsame Suche nach spezifischen Anliegen Zeit und einen sicheren emotionalen Rahmen anzubieten, kann am ganz gewöhnlichen Chaos moderner Liebe (Beck u. Beck-Gernsheim 1990) leicht scheitern.

Systemische Therapie für Paare heißt, zusammengefasst, mit den Klienten eine Landkarte des Beschreibens und Verstehens ihrer Lebenspraxis zu erschließen, auf der sowohl ihr leidvoller

Umgang miteinander als auch unauffällige oder herausragende Ausnahmen davon und ganz besonders die Sehnsucht jedes Partners nach Entwicklung und Wandel dargestellt werden. Die *Ressourcenorientierung* gängiger systemischer Therapietheorien, wie sie als Kraft positiven Denkens der resignativen Tendenz mitteleuropäischer Theorien entgegengestellt wird – das berühmte halb volle gegen das halb leere Glas –, zeigt zwar die andere, hoffnungsvolle Seite der Medaille, sie ist aber wiederum bloß eine Hälfte des Ganzen. Wer vor lauter positiver Konnotation Paaren Blicke in den Abgrund verwehrt, fällt leicht selbst hinein. Der Begriff der *Referenztransformation* (König u. Volmer 1989), der Wandel sowohl in Gefühlen als auch in der Einschätzung von Lebensereignissen meint, erklärt, wie Menschen dieselbe Situation aus unterschiedlichen Perspektiven unterschiedlich beschreiben und bewerten und wie aus den Unterschieden eine Vielfalt von „Referenzen" (Sichtweisen) eröffnet und neue Ideen zu Lösungen entwickelt werden können. Wenn bestimmte Verhaltensweisen des einen vom anderen als störend und durch Experten als Symptome beschrieben werden, stellen wir die Frage, *wer* eine bestimmte Lebenspraxis als problematisch bewertet und *wie:* als Quittung für nicht richtig gelebtes Leben oder als Vorbote von Wandel? Und wenn die Symptome Wandel signalisieren, wovon ich selber ausgehe: An welchen konkreten Handlungsweisen würde sich dieser Wandel erkennen lassen? Mit solchen Fragen können Therapeuten sich an die unterschiedlichen Sichtweisen der Partner anschließen und mit ihnen neue Perspektiven eröffnen.

Zusammengefasst, verstehe ich Paare in Krise wie folgt (siehe auch Welter-Enderlin u. Jellouschek 2002).

Krisen sind Ausdruck von individueller Anlage und von biografisch bedingten Lebensthemen, die den „Ton angeben" dafür, wie jeder auf die Krise reagiert. Sie sind, als im Körper verankerte Sehnsüchte und Ängste, auch für sexuelle Vorlieben oder Vermeidungen zuständig.

Symptome in einer Paarbeziehung verstehe ich als Ausdruck kritischer Übergänge im individuellen und im gemeinsamen Lebenszyklus sowie im größeren sozialen Kontext. Diese Rahmenbedingungen prägen den Umgang mit dem immer wieder nötigen Balanceakt zwischen den Polen Autonomie und Bezogenheit, der zu jeder Paarentwicklung gehört.

Probleme verstehe ich als Vorboten anstehender Entwicklungen und nicht einfach als Quittung für falsch gelebtes Leben. Die therapeutische Orientierung an den Ressourcen steht aber nicht im Gegensatz zum ebenso wichtigen Blick in den Abgrund von Schuld, Scham und Angst.

2. Aufnahme eines Paares für Therapie oder Beratung

Wenn sich ein Paar in meiner Praxis meldet, wobei der Anruf fast immer von einem einzelnen Partner kommt (in den letzten Jahren ist das häufiger als früher der Mann), gibt vorerst meine Sekretärin Auskunft, ob und wann ich Zeit für eine Neuaufnahme habe. Wenn ich Zeit habe, rufe ich später möglichst in einer Randstunde zurück zur Vereinbarung eines ersten Termins mit beiden. Mit ist es wichtig, das „Paarsystem" als Ganzheit zu sehen und ein Arbeitsbündnis mit beiden Partnern zu schließen.[3] Natürlich weiß ich, dass oft jeder lieber allein käme, um sich zu beklagen oder einfach Dampf abzulassen. Das verstehe ich gut! Aber die Transparenz in der Zweierbeziehung wiegt nach meiner Erfahrung den Nachteil auf, dass beide Partner sich vorerst zurücknehmen müssen. Die damit verbundene Höflichkeit schafft eine wesentlich bessere Arbeitsgrundlage, als wenn meine Anwesenheit von jedem dazu benutzt wird, mich als Bündnispartner aggressiv auf seine Seite zu ziehen.

Als Nächstes schicke ich den beiden gemeinsam die folgende *Terminbestätigung* zu, der ein Blatt mit *Hinweisen zu den Beratungen und Therapien* beiliegt.

Terminbestätigung

Wie vereinbart, erwarte ich Sie zu einem ersten Gespräch am … um … Uhr.

[Hinweise zu Ort und Anfahrtsmöglichkeiten …] Falls Sie mit der Bahn reisen, ist es in Ordnung, wenn Sie einige Minuten nach der vereinbarten Zeit eintreffen.

Um Ihnen meine Arbeitsweise etwas näherzubringen, bitte ich Sie, die Hinweise auf dem beigelegten Blatt zu studieren.

Mit freundlichen Grüßen

Hinweise zu den Beratungen und Therapien

In meiner Praxis führe ich sogenannte systemische Therapien durch. Das bedeutet, dass ich die Probleme eines Individuums in ihrer Vernetzung mit seiner biologisch und biografisch bedingten Entwicklung sowie seinen Beziehungen auf der Ebene des Paares, der Familie, der Schule, der Arbeitswelt und anderer größerer Systeme verstehe. Je nach Problemstellung führe ich Gespräche mit Paaren und ganzen Familien, aber auch mit Einzelnen. In Übereinstimmung mit den am Beratungsprozess Beteiligten können auch andere Bezugspersonen einbezogen werden.

Ein Gespräch dauert 70–80 Minuten. Zur Vor- und Nachbereitung dienen mir Videoaufzeichnungen, welche ich mit derselben Pflicht zur Verschwiegenheit behandle, die allen therapeutischen Informationen gilt. Gespräche finden nach Vereinbarung alle drei bis vier Wochen statt.

Meiner Praxis ist ein Ausbildungsinstitut angegliedert, in welchem Frauen und Männer mit den Grundberufen Medizin, Psychologie, Soziologie und Sozialarbeit und Organisationsberatung tätig sind. Sollten im Lauf Ihrer Beratung Fragen auftauchen, welche eines der Spezialgebiete dieser Kolleginnen und Kollegen betreffen, können in Ihrem Einverständnis auch diese konsultiert werden.

Tarife

Verhandlungsbasis

Tarif A für Bruttoeinkommen bis Fr. (Euro) .../Monat: Fr. (Euro) ... pro Sitzung

B für Bruttoeinkommen bis Fr. (Euro) .../Monat: Fr. (Euro) ... pro Sitzung

C für Bruttoeinkommen bis Fr. (Euro) .../Monat: Fr. (Euro) ... pro Sitzung

D für Bruttoeinkommen bis Fr. (Euro) .../Monat: Fr. (Euro) ... pro Sitzung

E für Bruttoeinkommen über Fr. (Euro) .../Monat: Fr. (Euro) ... pro Sitzung

Im Verhinderungsfall erbitte ich Nachricht spätestens 24 Stunden vor dem vereinbarten Termin, auch per Fax oder Mail. Sie finden die entsprechenden Angaben im Impressum meines Briefes. Spätere Abmeldungen werden verrechnet.

Beachten Sie bitte, dass mein Honorar nicht über die Krankenkassen abgerechnet werden kann.

Kommentar

Eines meiner Hauptanliegen wird durch die Formulare deutlich: Für mich beginnt eine Paartherapie nicht erst, wenn zwei Menschen über meine Schwelle treten, sondern bereits bei der Vorbereitung unserer Begegnung. Ich fühle mich dabei als Gastgeberin, die sich vorzustellen versucht, welche Menschen sich auf den Weg zu ihr machen, und auf diese Weise eine erste Ahnung von ihren Anliegen bekommt. Ich erkenne oft an – zumindest schweizerischen – Namen, wo die beiden aufgewachsen sein könnten, und stelle mir die Gegend und die Kulturen vor, aus denen sie kommen. Als Kinder sind wir mit unserem Vater auf dem Fahrrad durch ländliche und kleinstädtische Ge-

genden gezogen, haben die lokalen Familiennamen auf Geschäften und manchmal auf einem Friedhof studiert, während er uns Geschichten zu Sesshaftigkeit oder Migration der jeweiligen Bewohner erzählte. Und natürlich las ich Dichter wie Gottfried Keller und Jeremias Gotthelf mit ihren farbigen schweizerischen Familien- und Kulturgeschichten. Das Interesse an solchen „Mikrowelten" bringe ich also aus meiner Kindheit mit und bin jedes Mal voller Neugier, bevor ein Paar über meine Schwelle tritt. Da Englisch meine zweite Sprache geworden ist, sind es mehr und mehr bikulturelle Paare, deren Lebenswelten ich noch nicht kenne, die zu mir kommen. Das „Fallverstehen in der Begegnung" mit meinen Annahmen zu den Welten, aus denen sie kommen, beginnt auch bei ihnen *vor* dem Erstgespräch.

Der Begriff des *Fallverstehens in der Begegnung* wurde durch Mitglieder des Teams am Ausbildungsinstitut Meilen/Zürich entwickelt und erprobt (Welter-Enderlin u. Hildenbrand 1996/2004b). Wesentlich an diesem Konzept ist, dass wir es anhand konkreter Fallarbeit mit Paaren und Familien entwickelt haben, die wir uns mit Videoausschnitten und wichtigen Daten aus den Lebensgeschichten der vorgestellten Klienten einander präsentiert und die wir gemeinsam reflektiert haben. Im Mittelpunkt steht dabei das therapeutische Handeln, das sich auf die Erschließung des „Fallverstehens" bezieht. Die hier vorzustellende relativ einfache Denkfigur zum Fallverstehen in der Begegnung umfasst vier Aspekte, die vermutlich zu jedem Konzept gehören, das Menschen in Therapie beschreibt, allerdings wohl in anderer Konstellation als der unseren.

Die Einzigartigkeit dieser Figur liegt in der Art, wie die vier Aspekte zueinander stehen. Es gibt dabei eine dominierende und eine ebenfalls wichtige, aber untergeordnete Achse. Die dominierende Achse „Fallverstehen in der Begegnung" meint die Verbindung zwischen Person und Rolle von Therapeut bzw. Therapeutin mit Menschen, deren Lebenspraxis von ihnen selber oder von anderen als problematisch beschrieben wird. Weil unser vorrangiges Anliegen professionellen Handelns auf Verstehen *und* auf Wandel bezogen ist, stellen wir im Konzept die *Begegnungsachse* ins Zentrum. Die untergeordnete *Verbindung von Wissen* und *Können* rückt immer dann in den Vordergrund, wenn habituelles professionelles Handeln an Grenzen stößt, weil eine Erfahrung für uns selber neu oder fremd ist. Hier drängt sich die Erweiterung unseres theoretischen Wissens auf (Beispiel: in Bezug auf Migrationspaare aus fremden Kulturen), oder es sind neue therapeutische Techniken gefragt (z. B. die Einbeziehung eines Kulturvermittlers).

Der fließende Wechsel zwischen Begegnungs- und Wissens- bzw. Handlungsachse sollte den Problemdefinitionsprozess so lange als möglich offen halten, bis die Erweiterung der Sicht auf die Bedeutung von Problemen möglich wird. Mit dem Satz „Es könnte alles auch anders gesehen werden" ist eine therapeutische Offenheit gemeint, die verhindert, dass wir Menschen in ihren Kontexten vorschnell klassifizieren und tun, als ob wir wüssten, was sie innen und außen bewegt.

Das *Menschenbild*, das dieser Art von „Therapie als Kunstlehre" zugrunde liegt, bedeutet, dass wir anerkennen, dass Rahmenbedingungen wie Biologie, Umwelt und Kultur jedes Leben prägen und dass diese Bedingungen Menschen auch zum *Handeln* aufgegeben sind. Beides, das Vorgegebene wie das Aufgegebene, lässt sich am sparsamsten anhand der Erstellung von *Genogrammen* erkennen. Aufgrund der biografisch-kulturellen Daten, die wir im Therapieprozess laufend erfragen, lassen sich die individuellen und die gemeinsamen *Lebensthemen* der Partner erschließen (Papp u. Imber-Black 1996). Daraus ergibt sich sowohl der Blick in die Vergangenheit – damals ergab ein bestimmtes Verhalten Sinn – als auch auf Gegenwart und Zukunft: Wo liegen die Herausforderungen an Wandel heute? Was wollen die beiden Partner bewahren, was an noch unerledigten Geschichten abschließen, was neu ausprobieren und was aus ihrem

Repertoire verbannen? Solche Fragen finde ich tröstlich, weil sie Menschen in historische Zusammenhänge einbetten, statt sie mit der Hektik von vorschnellen Lösungen im gängigen Leistungsdenken eher zu überfordern.

Lebensthemen erschließen anhand von Gesprächen und des Einsatzes eines Fragebogens

Die sogenannte Genogrammarbeit – ich werde im nächsten Kapitel näher darauf eingehen – wird bei uns mit der Mehrgenerationenperspektive verbunden, wie sie von entsprechenden Autoren (z. B. Hildenbrand 2005) seit Jahren vertreten wird. Wir gehen davon aus, dass idealerweise Zeiträume von mindestens drei Generationen überschaut werden müssen, will man psychische und Verhaltensauffälligkeiten verstehen. Allerdings gibt es auch Kritik an dieser Sichtweise: „Wenn das Haus brennt, soll erst gelöscht und nicht nach möglichen Brandstiftern gefragt werden" ist ein Einwand, dem wir beistimmen. Die Erhebung von Daten im Genogramm und die Erfassung der jeweiligen Lebensthemen ist bei uns *Teil* des Therapieprozesses und nicht Voraussetzung dafür. Wir stellen entsprechende Fragen, damit der Blick auf die Lebensthemen, welche das Handeln eines Paares leiten, ihre Sinnstrukturen erhellt. Unsere Fragen ermutigen zum Erzählen der unterschiedlichen Sichtweisen des Paares *jenseits von Objektivität.* Sie eröffnen sowohl das therapeutische Verständnis für interaktionelle Ablaufmuster als auch für mögliche Gestaltungsfreiräume der Partner. Anstelle der oft mit systemischer Therapie verbundenen Frage-Antwort-Muster, welche (zumindest im Kopf der Therapeuten) bereits auf Lösungen hinweisen, öffnen wir mit Fragen nach Anliegen, Lebensverhältnissen und Lebensthemen bereits im Erstgespräch den Blick auf die *Sinnstrukturen der Erzählenden* (Martens-Schmid 2000) als Möglichkeit, sie nicht nur von außen, sondern auch von innen zu verstehen.

Eine gute Voraussetzung dafür, das Erzählen weiter anzuregen und zu strukturieren, ist die Überreichung des folgenden *Fragebogens* am Schluss der ersten Sitzung. Ich gebe jedem Partner ein Exemplar davon mit als Basis für mein Verstehen ihrer Lebensthemen und der Anliegen bezüglich der Paartherapie. Wie ich ihn mit dem Paar später auswerte, berichte ich anschließend.

Ich habe den Fragebogen 1991 für die Erkennung der Anliegen meiner Klientinnen und Klienten als Grundlage für mein Buch *Paare – Leidenschaft und lange Weile* entworfen, das seither mehrere Male aufgelegt wurde (1992 bis 2003). Dieser Fragebogen ist inzwischen fester Teil meiner Alltagspraxis geworden und wird von mir aufgrund der Rückmeldungen der Benutzer immer wieder revidiert. Die darin enthaltenen Fragen entnehme ich meiner paartherapeutischen Alltagspraxis und liste sie nach dem Zufallsprinzip auf und nicht nach meinen Prioritäten.

Natürlich ist dieser Fragebogen nicht bloß ein Erhebungsinstrument, sondern dient auch meiner Rückmeldung an Paare. Zum Beispiel erfahren sie so, dass ihre alltägliche Verteilung von Haus- und Kinderbetreuung mir wichtig ist, und auch, dass ich nicht zurückschrecke vor körperlichen und psychischen Problemen oder vor Sucht und Gewalt. Die Erläuterungen zum therapeutischen Umgang mit dem Fragebogen finden Sie im Anschluss.

Fragen an Frauen und Männer, die zu mir in Beratung bzw. Therapie kommen

Vorbemerkung: Falls der Platz nicht reicht, verwenden Sie zusätzliche Blätter!

Name: …

Adresse: …

Tel.: … Handy: … E-Mail: …

Geburtsdatum: … Geburtsort: …

Konfession: …

Beruf/Stellung: …

Verheiratet/zusammenlebend mit: … Seit: …

Geschieden von: … Seit: …

Kinder:
1. …
Geburtsdatum: …
Geburtsort: …
Meine Gefühle für dieses Kind:
…
…
…
2. …
Geburtsdatum: …
Geburtsort: …
Meine Gefühle für dieses Kind:
…
…
…
3. …
Geburtsdatum: …
Geburtsort: …
Meine Gefühle für dieses Kind:
…
…
…

4. …
Geburtsdatum: …
Geburtsort: …
Meine Gefühle für dieses Kind:
…
…
…

Eltern:

Mutter: …	Beruf: …
Vater: …	Beruf: …

Stiefeltern:

Stiefmutter: …	Beruf: …
Stiefvater: …	Beruf: …

Adoptiveltern:

Adoptivmutter: …	Beruf: …
Adoptivvater: …	Beruf: …

Großeltern mütterlicherseits:

Großmutter: …	Beruf: …
Großvater: …	Beruf: …

Großeltern väterlicherseits:

Großmutter: …	Beruf: …
Großvater: …	Beruf: …

Geschwister:
1. …
Geburtsdatum: …
Geburtsort: …
Todesjahr: …
Bemerkung: …
2. …
Geburtsdatum: …
Geburtsort: …
Todesjahr: …
Bemerkung: …

3. …
Geburtsdatum: …
Geburtsort: …
Todesjahr: …
Bemerkung: …
4. …
Geburtsdatum: …
Geburtsort: …
Todesjahr: …
Bemerkung: …
5. …
Geburtsdatum: …
Geburtsort: …
Todesjahr: …
Bemerkung: …

Die wichtigsten Bezugspersonen in meiner Kindheit:

1. …
Geburtsjahr: …
Todesjahr: …
Meine heutigen Gefühle für diese Person:
…
…
…
2. …
Geburtsjahr: …
Todesjahr: …
Meine heutigen Gefühle für diese Person:
…
…
…
3. …
Geburtsjahr: …
Todesjahr: …
Meine heutigen Gefühle für diese Person:
…

…
…
4. …
Geburtsjahr: …
Todesjahr: …
Meine heutigen Gefühle für diese Person:
…
…
…
5. …
Geburtsjahr: …
Todesjahr: …
Meine heutigen Gefühle für diese Person:
…
…
…
6. …
Geburtsjahr: …
Todesjahr: …
Meine heutigen Gefühle für diese Person:
…
…
…
7. …
Geburtsjahr: …
Todesjahr: …
Meine heutigen Gefühle für diese Person:
…
…
…

In welchen Bereichen zeigen sich Ihre Probleme?
Bitte markieren Sie mit einer Ziffer: 0, 1, 2, 3, 4, 5, wobei 0 = am wenigsten, 5 = am meisten.

	Ziffer
Unterschiedliche Entwicklung bei Frau und Mann:	
Kommunikation:	
Zeit füreinander (entspanntes Zusammensein):	
Sexualität:	
Nähe (emotionale Intimität/Geborgenheit):	
Distanz („Raum" für sich selber/Autonomie):	
Aufgabenverteilung beim Paar (Haushalt/Kinder/Arbeit/...):	
Schwierigkeiten mit den Kindern:	
Außenbeziehung der Frau („Affäre"):	
Außenbeziehung des Mannes („Affäre"):	
Beziehung zu den Herkunftsfamilien:	
Zufriedenheit mit der Arbeit:	
Beanspruchung der Frau durch die Arbeit:	
Beanspruchung des Mannes durch die Arbeit:	
Finanzen (Einkommen/Ausgaben):	
Wohnsituation:	
Entscheidungsfindung: In welchen Bereichen?: ...	
Körperliche Symptome: Welche?: ...	
Psychische Symptome: Welche?: ...	
Gewalt:	
Sucht:	
Zeitplanung:	
SONSTIGES:	

Therapie:

Was wäre das Beste, das durch die Therapie geschehen könnte?:
...
...
...

Was wäre das Schlimmste, das durch die Therapie geschehen könnte?:
...
...
...

Datum: ...

Vorgehen

Der Fragebogen ist von jedem Partner *einzeln* auszufüllen und vor der zweiten Sitzung an die Therapeutin zu schicken. In den folgenden gemeinsamen Sitzungen werden die Übereinstimmungen und Unterschiede thematisiert. In der Tabelle zur Analyse der Paarkonfliktbereiche kann die Einschätzung von Frau und Mann ohne Aufwand für den Therapeuten bzw. die Therapeutin eingezeichnet werden. In der zweiten Stunde lege ich die Auswertung zwischen uns drei auf den Tisch zur Diskussion der zu lösenden Probleme und zur gemeinsamen Vereinbarung der jeweiligen Prioritäten. Was sehr oft auffällt, ist eine relativ hohe Übereinstimmung der Partner auch in den Bereichen, in denen sie keine Probleme sehen.

Die Hoffnungen und Ängste jedes Partners in Bezug auf anstehenden Wandel kommen direkt zum Ausdruck bei meinen zwei letzten Fragen zum „besten“ und zum „schlimmsten“ Fall. Ich empfehle, dass ihnen im Paargespräch genügend Raum gegeben wird! Oft wird durch die Antworten der beiden deutlich, dass sie, was ihre Hoffnungen und Ängste im Hinblick auf ihre Zukunft oder auf die Paarberatung betrifft, an völlig *unter-*

schiedlichen Orten stehen. Es ist mir wichtig, dass das früh im Therapieprozess deutlich gemacht und als Thema aufgenommen wird.

Als Therapeutin ist es mir ein Anliegen, in solchen Situationen einen langen Atem zu behalten und das Paar zu ermutigen, dasselbe zu versuchen. Gerade wenn deutlich wird, dass einer die Beratung zum Entwurf eines gemeinsamen Neuanfangs möchte, der andere aber schon mit einem oder beiden Füßen draußen ist und eher eine Scheidungsberatung will, ist mir die Thematisierung der unterschiedlichen Anliegen schon zu Anfang wichtig.

Von zentraler Bedeutung ist für mich, dass ich ein Modell von Paarberatung vertrete, das an der *hausärztlichen Praxis* und nicht an einer langzeitigen Individualtherapie im Sinne der Psychoanalyse orientiert ist. Die sogenannte Klärung eines Therapieauftrages kann von Mal zu Mal ausgehandelt werden und braucht kein jahrelanges Engagement. Anstatt von „Zielen" zu reden, gefällt es mir (und meinen Klienten) besser, wenn von *Anliegen* für eine bestimmte Stunde geredet wird und davon, woran die am therapeutischen Prozess Beteiligten erkennen, dass dieses oder jenes Anliegen erfüllt wird. Wenn eine Beratung im gegenseitigen Einverständnis zu Ende geht, bleibt meine Türe offen für neue Anliegen. Paare nutzen dieses Angebot, um manchmal auch Jahre nach Beginn einer Beratung nochmals in meine Praxis zu kommen. Das ist weder für sie noch für mich mit dem schlechten Geschmack eines „Rückfalls" verbunden! Das Leben ändert sich, und Beziehungen ändern sich, und wenn ein Paar sich in meiner „Allgemeinpraxis" der Paartherapie gut aufgehoben gefühlt hat, freue ich mich, wenn beide mein Angebot der offenen Türe wieder nutzen. Ganz nebenbei vermitteln sie mir damit eine Langzeitperspektive ihres und meines Handelns – eine wunderbare Erfahrungsmöglichkeit für alle.

Wirksamkeit von Paartherapie

Grawe (2004, S. 216–230) folgert aus seiner Forschung am Beispiel der Depression, dass *zwischenmenschliche* Probleme aus der Sicht der Patienten und Patientinnen hohe Bedeutung haben. Von den Psychotherapien schneide dabei die Paartherapie bezüglich Effektstärke am besten ab.

Es gibt unzählige Studien zur Wirksamkeit von Paartherapie, die ich im Rahmen dieser Einführung jedoch nicht aufzählen kann.

3. Therapeutische Zugänge zu Paaren

Die therapeutische Beziehung im Dreieck mit einem Paar ist ein bekannter heilender Faktor. Aber niemand kann genau sagen, was diese Beziehung eigentlich ist. Am besten nähern wir uns dem Begriff über die Beschreibung eines bestimmten Falles, also über qualitative Mittel. Der Fokus ist dann, wie wir selber uns einlassen und was in Therapien abläuft – und nicht, wie wir es eher gewohnt sind, die Beschreibung von Paaren oder von einzelnen Klienten aus einer Außenperspektive. Unser Modell ist eine *Triade*, nicht die *Dyade* Paar.

In Supervisionen und Seminaren erlebe ich, dass wir für die *Begegnung* von Therapeuten und Paaren kaum ein Konzept oder eine präzise Sprache haben. Therapeuten in Ausbildung, aber auch Kolleginnen aus der Praxis, die ein Fallbeispiel präsentieren, reden meist fließend und detailliert über Paare als Ganzheit und als Individuen, die ihnen, den Kolleginnen, Probleme bereiten. Wenn ich mit meinen Fragen darauf insistiere, dass sie berichten, wie sie selber in dieser Situation stehen, wird der Fluss ihrer Beschreibung oft abrupt gestoppt. Sie stutzen und fragen: „Ich? – Ich wollte doch dieses Paar vorstellen." Zu dieser Erfahrung passt, dass wir als Therapeuten kaum gewohnt sind, unsere eigenen Bilder von Paar und Familie vorzustellen und kritisch zu überdenken.

Im therapeutischen *Dreieck* empfiehlt sich für die Beschreibung der Situation Paar und Therapeut bzw. Therapeutin die Metapher eines *Raumes von Übergängen*, wie ihn Buchholz (1997) in seiner Untersuchung *Affektiver Kontakt im therapeutischen Dreieck* anspricht. Aufgrund einer größeren Untersuchung schlägt er für die therapeutische Begegnung vor, dass die vom Paar verwendeten *Metaphern* als Grundlage unseres Verstehens analysiert werden.

Die Zugänge, die ich in meiner Praxis benutze und die ich anhand eigener Fälle untersucht und vielfältig beschrieben habe, passen zu einer solchen „Metaphernanalyse". Es geht dabei um affektive Rahmung der therapeutischen Begegnung unter folgenden Aspekten:

1) *Das triadische Bündnis* ist zu sehen in Analogie zu Säuglingsforschung und systemischer Therapie. Triadische Bündnisse hatten in der systemischen Therapie lange Zeit einen schlechten Ruf, weil darin eine Tendenz zu Zwei-gegen-eins-Bündnissen gesehen wurde. Bei Paartherapien sind *triadische Bündnisse* aber wichtig, wobei die Konstellationen natürlich offengehalten werden für laufende Veränderungen.
2) Bedeutung der Geschichtlichkeit von Systemen: In den Geschichten der beiden Partner spiegeln sich *Lebensthemen*, die manchmal erst langsam zu erkennen sind, aber den „Tanz" von Paaren als „Melodien" gestalten.

Nach meiner Erfahrung verstehen wir die im intermediären Raum der Übergänge enthaltenen Themen am besten, wenn wir sorgfältig auf die Metaphern bzw. Sprachbilder achten, welche von dem Therapeuten bzw. der Therapeutin und den beiden Partnern benutzt werden. Je besser die verbalen und die emotionalen Kontakte auf den einzelnen Stufen der Begegnung gelingen, desto eher entsteht Vertrauen, das zu ersten Schritten des Wandels führen kann.

Beispiel: Annäherung von Paar und Therapeutin als Bindungspartner

Die 15-jährige Schülerin Franziska findet mithilfe eines Lehrers im Gymnasium heraus, als sie in der Biologieklasse die eigene Blutgruppe bestimmt, dass sie aufgrund der ihr bekannten Blutgruppen von Vater und Mutter nicht das Kind ihrer Eltern sein kann. Nach heftigen Diskussionen am Familientisch eröffnet Franziskas Mutter später in der Zweiersituation ihrem Mann, dass sie vor 16 Jahren eine kurze Beziehung mit einem anderen Mann hatte, von der sie ihm aus Angst vor seiner möglichen destruktiven Reaktion nie erzählte. Aus ihr könnte dieses Kind stammen, sagt sie ihm, doch sei ihr damaliger Freund längst in seine Heimat in Osteuropa zurückgekehrt und wisse gar nicht, dass er ein Kind haben könnte. Erschüttert über diese Information, bittet der Ehemann, dass das Paar als Eltern zuerst einen eigenen stabilisierenden Prozess in der Therapie macht, bevor sie entscheiden, ob und wie Franziska über diese Geschichte informiert wird. Vorläufig beantwortet die Mutter die Fragen ihrer Tochter mit der Information, dass sie „irgendwann" mehr vernehmen werde.

Die *Metaphern*, die schon vor der Lüftung des Geheimnisses das Leben von Frau und Mann vergiftet haben, sind folgende: ER: Sie hat immer Männer gehabt, schon vor der Ehe, weil sie nie nein sagt, wo es nötig wäre. SIE: Er hat immer meine Grenzen verletzt durch seine Kontrolle. Außer dieser kurzen Affäre hatte ich nie etwas mit einem anderen Mann. Aber sein chronisches Misstrauen und seine Übergriffe in meine Privatsphäre treiben mich immer weiter weg von ihm.

Die Analyse der verwendeten Metaphern mit dem Paar zusammen ergibt, dass die Spannung zwischen den beiden seit Jahren von Kontroll- und Gegenkontrollmetaphern geprägt ist. Auf meine Frage, ob beide bereit wären, eine konstruktivere Art von Kommunikation zu entwerfen (denn auseinandergehen wollen sie nicht), entspannt sich die Stimmung, und Frau und Mann zählen eine Palette von Möglichkeiten als Antwort auf meine Frage auf. Die Idee, die ich ihnen dann anbiete, ist die der Aufgabenteilung: In den geraden Kalenderwochen übernimmt die Frau die Verantwortung für emotionale Paarkontakte, in den ungeraden der Mann. Mein Vorschlag ist, dass sie das Thema des *Paargeheimnisses* vorläufig für die Gespräche mit mir aufsparen.

Szenarien der schrittweisen Annäherung an das Paargeheimnis: Meine Erfahrung ist, dass die Frage nach dem *Warum* in einer solchen Situation „mehr desselben" erzeugt: Der Mann reagiert selbstgerechter, die Frau verstockter. Das war meine Beobachtung auch in der ersten Stunde mit diesem Paar. Der Grundstrom von Verzweiflung und Hilflosigkeit zwischen ihnen hat auch mich erreicht. Als ich in der zweiten Sitzung vorschlage, dass ich mit den beiden zuerst ein tragfähiges Fundament errichten möchte, bevor gemeinsame Blicke in den Abgrund möglich seien, gelingt eine relativ gute affektive Abstimmung zwischen uns dreien. Ich atme auf, und die beiden gehen gelassen von dannen.

Synchronisierung der Kontakte über affektive Kommunikation: Ich bin immer wieder erstaunt, wie subtile Interaktionen im Triangulisierungsprozess zwischen einem Paar und mir unmittelbar wirksam werden. Sowohl im Mikrobereich körperlicher Bewegungen, in Blickkontakten als auch in der sprachlichen Abstimmung eröffnen sich dadurch Perspektiven, die dann gar nicht mehr mit Worten reflektiert werden müssen. Das modisch angestrengte Reflektieren über Sprache hat sowieso meistens einen schulmeisterlichen Ton, den ich nicht mag. Ein gutes Zeichen, dass die affektive Abstimmung gelingt, ist vielmehr, wenn ein Lächeln oder Lachen zwischen uns dreien möglich wird. Und manchmal füllen sich die Augen, auch die meinen, mit Tränen, wenn wir in den Sog eines Dilemmas geraten, das nicht nur Frau und Mann, sondern auch ihr Kind betrifft.

Beispiel aus einer Supervisionsgruppe

Mehmet A., Türke, 49, lebt seit einem Jahr getrennt von einer vier Jahre jüngeren Schweizerin (Arzthelferin). Er war Facharbeiter in der Fahrzeugindustrie und ist seit einem Arbeitsunfall vor zwei Jahren körperlich behindert und nicht mehr arbeitsfähig. Die beiden halbwüchsigen Kinder wohnen bei seiner Frau. Mehmet wohnt allein in einer winzigen Sozialwohnung in der Nähe der Familie und sieht seine Kinder dort ein- oder zweimal die Woche, je nachdem, ob er Platz findet in ihren Programmen. Seine Frau wolle keine Scheidung, erzählt die Beraterin Ursula der Supervisionsgruppe, weil sie überzeugt sei, dass Mehmet mit gutem Willen wieder berufstätig sein könne.

Ursula, unsere Kollegin, ist Sozialarbeiterin, 45, verheiratet und Mutter von zwei Schulkindern. Sie hat Mehmet bei der Eingliederungsstelle der Invalidenversicherung kennengelernt und bringt ihn als „Fall“ in die Supervision ihres Weiterbildungskurses. Die Stimmung in der Gruppe ist pessimistisch: Zu lange sei Mehmet schon invalid, und vielleicht bestehe bei ihm eine Tendenz zu lähmender Depression, meinen die einen. Und sie sähen schlicht keine Entwicklungsperspektiven mehr, sagen die anderen. Wie weiter? fragt Ursula.

Es ist die Zeit, da ich den Roman *Schnee* des türkischen Schriftstellers Orhan Pamuk (der 2006 den Nobelpreis für Literatur erhielt) lese und zutiefst bewegt bin von den politischen Verwirrungen und gewalttätigen Übergriffen gegenüber Dissidenten in der Türkei in den letzten Jahren. Nichts Neues, sagen dazu Kenner der politischen Lage in jenem Land. Mir aber geht die Geschichte von Mehmet unter die Haut. Er sei, so höre ich von ihm über Tonband, als Kurde auf einem kleinen Hof in den Bergen aufgewachsen und seinerzeit voll Eifer und Engagement für ein besseres Leben in die Stadt gegangen, wo er sich einer rebellischen politischen Gruppe anschloss. Zur Strafe wurde der junge Mann gefoltert und während Jahren eingekerkert. Mit beispielhaftem Mut hat er Gewalt und Demütigungen nicht bloß überlebt, sondern ist schließlich unter Todesgefahr aus dem Gefängnis ausgebrochen. Auf Umwegen über Spanien kam er schließlich in die Schweiz, wo er mit Unterstützung der Flüchtlingshilfe ein Technikum besucht und abgeschlossen hat. Mehmet hat im Asylland Wurzeln entwickelt, eine Schweizerin geheiratet, mit ihr eine Familie gegründet und eine „anständige Arbeit" gefunden, sagt er, bevor der Unfall alles kaputtgemacht habe. In der Supervisionsgruppe hören wir seine Stimme über das Tonband der Sozialarbeiterin. Wir sind beeindruckt von seiner Resilienz, seinem Gedeihen trotz widrigster Umstände! Alles Gerede von therapeutischer Ressourcenorientierung sei nichts wert, meint die Supervisionsgruppe, wenn unsere Kollegin Ursula ihrem Klienten Mehmet jetzt nicht begegne mit einem Blick in seine *Abgründe*, aber auch mit Anerkennung für das, was er bis heute geleistet hat. Ursula beschließt, dass sie mit Mehmet zusammen auch seine Frau Isabel zu Gesprächen einladen will, um auf das zu fokussieren, was die beiden miteinander trotz vieler widriger Umstände gut gemacht haben.

Während ich schreibe, gibt es gute Entwicklungen in der laufenden Supervisionsgruppe und schließlich beim Paar, weil Mehmet endlich den Mut hatte, seiner Frau von den erlittenen Folterungen zu erzählen, die ihn tief geprägt haben. Er fand auch den Mut, seiner Frau zu sagen, dass sie und die Kinder der Grund sind, warum er nicht aufgegeben hat und weiterkämpfen will. Bisher hat er sich vor solchen Aussagen gefürchtet, weil er meinte, sie könnten bei ihr als Erpressung wirken: So einen armen Menschen darfst du nicht sitzenlassen. Diese Annahme lässt er jetzt hinter sich.

Bewegung durch Fallverstehen in der emotionalen Begegnung

a) „Um erstarrte Konfliktmuster und Sichtweisen in Bewegung zu bringen, ist die Induktion von positiven Affekten und Gefühlen in das therapeutische System Voraussetzung. Die systemische Therapie richtet sich mit ihrem Methodenrepertoire genau auf diesen Punkt" (Levold 1998, S. 18 ff.). Die vielzitierte Ressourcenorientierung betrifft aber die affektive Rahmung von Menschen wie Mehmet nur zum Teil. Zucker auf die Wunden zu streuen, was leider damit manchmal verwechselt wird, greift nicht, wenn nicht Anerkennung von Leid und persönlichen Abgründen damit einhergeht. Therapeutische Spannungsregulation und Affektabstimmung können nicht ein für alle Mal geplant werden, sie müssen von Stunde zu Stunde präzise entwickelt werden. Gute affektive Begegnung mit Einzelnen und Paaren führt damit zu einer *Perspektivenvielfalt*, die weit über Logik und Kognition hinausgeht.

b) Das triadische Bündnis: Es gibt, wie bereits angesprochen, eine Analogie zu Säuglingsforschung und systemischer Therapie. Das Spiel mit Analogien gehört zum Alltagswerkzeug von Therapeuten und Therapeutinnen. Ohne uns mit wissenschaftlichen Definitionen zu quälen, können wir über Analogien eine Brücke schlagen zu dem, was diese aussagen. Norbert Bischof, Ethologe und Psychologe, nennt Analogien „Formen, die aus unterschiedlichen Wurzeln stammen, einander ähnlich, aber nicht dasselbe sind" (mündliche Mitteilung 1981). Für den Zweck der Beschreibung eines triadischen Bündnisses beziehe ich mich also auf die therapeutische Analogie zur Säuglingsforschung. Genau wie ein guter Therapeut Menschen affektiv sicher und vorhersehbar rahmt, tun dies elterliche Bezugspersonen mit einem Säugling. Einstimmungsbereitschaft und Konstanz sind bei den Eltern so wichtig wie bei der Therapeutin, welche ein Paar zuverlässig rahmt. Das bedeutet, Menschen innen und außen gut kennenzulernen, ihnen die Voraussehbarkeit einer sicheren Rahmung zu vermitteln und ihre notwendigen Sprünge darin selbstverständlich einzubetten. Aber hier hat die Analogie ein Ende. Denn bei allem Wissen über die Möglichkeiten affektiver Rahmung von Entwicklungsprozessen bei Kindern sind wir uns immer bewusst, dass wir *nicht* die Eltern unserer Klienten sind.

Leider werden die Ergebnisse der Säuglingsforschung immer noch verwechselt mit linearen psychoanalytischen Konzepten von „Weil damals …, darum heute …". Der systemische Kontext von Säuglingsforschung, deren Ergebnisse sich auf Therapien übertragen lassen, ermöglicht hingegen, quantitative Sprünge in der Verknüpfung der Pole Konstanz und Wandel zu beschreiben und zu verstehen. Die Begriffe „rahmendes“ und „gerahmtes“ System sind dabei hilfreich.

Der Erfolg *therapeutischer Rahmungsprozesse* hängt von folgenden Merkmalen ab:

1. Therapeut oder Therapeutin sind temporär stabiler als das gerahmte System, also die Klienten, welche typischerweise mit Ambivalenz und Ungewissheit zu uns kommen, wie das Beispiel von Franziskas Eltern zeigt. Therapeuten und Therapeutinnen sind verantwortlich für die Wahrung von eigenständigen Freiräumen ihrer Klienten und für deren Grenzregulierung.
2. Therapeuten und Therapeutinnen reagieren mit hoher Sensibilität auf die affektlogischen Angebote von Paaren, indem sie sich vorübergehend auf beide Partner einlassen, aber ohne zu tun, als ob sie diese schon kennten oder gar Teil ihres Lebens wären.
3. Die langfristige Koppelung von stabilem mit instabilem System ermöglicht die Aufrechterhaltung einer Grundstruktur in der Identität von Menschen, welche sich auf ihre Fähigkeit zu Autonomie und Selbststeuerung bezieht.

Ob wir wollen oder nicht, rahmen wir immer den therapeutischen Prozess in der Begegnung mit Menschen, die in instabilen Lebensphasen zu uns kommen. Wir tragen damit Verantwortung für die Vermittlung von Konstanz, welche es Paaren ermöglicht, mit Versuch und Irrtum einen neuen Weg zu finden. Damit vermitteln wir ihnen den weiteren Teil von Rahmung: *Geborgenheit* als sicheren Boden für neue Optionen, wie ich das bei Franziskas Eltern versucht habe. Weder zuckrige „Ressourcenorientierung“ noch kognitionslastige Verschreibungen vermitteln diese sichere Rahmung, sondern die affektive Begegnung zwischen Klienten und Therapeuten, die den Boden schafft für gelingende neue Erfahrungen. Therapeutische Intuition ist dabei hilfreich, aber natürlich sind es auch gute theoretische Landkarten wie jene der affektlogischen Rahmung, die sich auf die Ergebnisse einer systemisch orientierten Säuglingsforschung bezieht, wie unter anderen Daniel Stern und Elisabeth Fivaz-Depeursinge sie vertreten (vgl. etwa Stern 1994; Fivaz-Depeursinge u. Corboz-Warnery 2001).

Bedeutung der Geschichtlichkeit von Systemen

Geschichte ist in der systemischen Therapie lange Zeit randständig gewesen. Die Angst, dass der Blick in die Vergangenheit mit Psychoanalyse verwechselt werden könnte, hat beinahe phobische Ausmaße angenommen. Paul Watzlawick, ein systemtherapeutischer Kollege aus den USA und ursprünglich aus Österreich, begann jeweils seine Vorträge hierzulande, indem er sich energisch zu einer Hic-et-nunc-Überzeugung (Hier-und-jetzt-Überzeugung) in Bezug auf die Verhältnisse von Klienten bekannte, die mir immer eine bisschen seltsam vorkam in den gewachsenen Strukturen Europas.

Im therapeutischen Konzept, das unsere Gruppe am Ausbildungsinstitut Meilen/Zürich über viele Jahre aufgrund unserer eigenen Fallarbeit entwickelt hat, ist Geschichte und sind Geschichten im Zentrum. Eine historisch-biografische Vorgehensweise ist für uns zentral. Die Betonung von Familienwelten als Sinnwelten und die Auffassung, dass diese von den Beteiligten aufgrund ihrer Erfahrungen gemeinsam konstruiert werden, sind Kennzeichen einer Soziologie und einer Psychologie, die beide darauf verweisen, dass es beim Verstehen menschlichen Handelns um das Was *und* um das Wie seiner Organisationsweisen geht.

„Fallverstehen in der Begegnung“ ist nur möglich, wenn Therapeuten selber lernen, die wichtigsten Lebensthemen aus ihrer *eigenen Biografie* zu erschließen und sich zu fragen, wie sie in ihrer Arbeit und in den Krisen ihres eigenen Lebens damit umgehen. Lernende sind also gut beraten, sich in der Entwicklung ihrer therapeutischen Fähigkeiten auf die eigenen Lebensthemen (Papp u. Imber-Black 1996) und die damit verbundenen affektiven Möglichkeiten zu beziehen.

Ohne Blicke auf die Lebensthemen von Einzelnen und von Paaren wäre ich als Therapeutin arm dran. Der Blick auf ein *Genogramm* von Paaren öffnet mir die Augen für den sozialen und den zeitgeschichtlichen Kontext, aus dem Menschen zu mir kommen. Sie ermöglichen mir eine Kontextsensibilität, die über die präsentierten Probleme die Lebenswelt der Betroffenen erschließt und mir Verständnis für ihre Sinnstrukturen und ihre Möglichkeiten öffnet. Die Eltern von Franziska werden mir mit den in ihren Familiengeschichten aufgehobenen Lebensthemen in den nächsten Stunden näher kommen, das weiß ich, weil ich ihnen meinen Fragebogen zu ihren Themen als Paar und als Individuen mitgegeben habe (siehe dazu Kapitel 2).

Das Erzählen von Lebensgeschichten beginnt manchmal bereits in der ersten Stunde mit einem Paar und öffnet mir das Herz, weil ich die beiden als Menschen mit ihrer je eigenen Geschichte verstehen und mich einlassen kann auf ihr Gewordensein. Ich sehe vor meinem inneren Auge den Rahmen, in dem sie aufgewachsen sind, wie und wo sie sich getroffen haben und wie sie heute leben. Mit ihnen suche ich Antworten auf die Frage, was das Leben aus ihnen gemacht hat und was sie sich nun daraus machen. Selbst wenn sie vorerst die Anwesenheit einer interessierten Dritten zu nutzen suchen, um mir beizubringen, wie elend es jedem Einzelnen geht, ändert sich ihre Stimmung, wenn sie erfahren, dass ich nicht an Abwertungen des einen gegen den anderen interessiert bin, sondern an den Lebenswelten, aus denen sie kommen und an den damit verbundenen Lebensthemen.

Lebensthemen von Paaren als Möglichkeit von „Lösungen zweiter Ordnung“

Es gibt nichts Mühseligeres in Paartherapien als die Irritation von Therapeutin und Therapeut, wenn sie mit angestrengtem pädagogischen Verhalten – „Warum machen Sie es nicht so oder so?“ – auf Granit beißen. „Das bringt gar nichts“, sagt zum Beispiel eine Frau, „weil wir das probiert haben.“ Oder ein Mann wertet die Therapeutin ab: „Wissen Sie, auf solche Lösungen sind wir auch selber schon gekommen.“

Im Buch *Lösungen* (Watzlawick, Weakland u. Fish 1974) zeigen die Autoren die Feedbackschlaufen auf, welche aus „falschen Lösungen“ entstehen, und wie solche „Lösungen“ menschliche Probleme aufrechterhalten. Sie würden nämlich Teil des Problems, weil sie auf der gleichen kognitiven Ebene bleiben, die ein Paar in seinem symptomatischen Tanz gefangen hält. Das nennen die Autoren „Lösungen als Interventionen erster Ordnung“. In Therapien haben solche Lösungen erster Ordnung oft mit einem *pädagogischen* Anliegen zu tun, welches leicht „mehr desselben“ bewirkt. Wenn zum Beispiel einem jungen Paar, das nach der Geburt unter dem Schock der Schwierigkeiten mit dem ersten Kind steht, der Vorschlag gemacht wird, sie sollten einen Babysitter suchen und wieder einmal miteinander ausgehen, kann dieser Vorschlag, der aus „gesundem Menschenverstand“ sprießt, vom Paar als Beleidigung verstanden werden. Als ob sie nicht selber auf eine solche Lösung gekommen wären!

Es gibt natürlich die Möglichkeit, einen Paartanz unter dem Aspekt „pathogener“ wechselseitiger Muster zu beschreiben: zum Beispiel als symmetrische vs. komplementäre Sequenzen. Meine Erfahrung ist allerdings, dass solche Muster rasch kippen können, indem eine Frau das Vorgehen ihres Mannes übernimmt und der Mann jenes der Frau. Das bedeutet, dass die Ebene des *Verhaltens* allein nicht genügt, wenn man ein solches

Muster verstehen oder verändern will. Im therapeutischen Konzept der Begegnung, wie wir es in Meilen vertreten (Welter-Enderlin u. Hildenbrand 1996/2004b), steht das „Fallverstehen“ im Zentrum. Dieses Fallverstehen geht über die Beschreibung von Interaktionszyklen der ersten Ordnung hinaus und schließt die Ebene der zweiten Ordnung mit der Frage nach den *Motiven* für das Verhalten von Paaren ein.

Vereinfacht gesagt, geht es bei der Ebene erster Ordnung um eine *Froschperspektive*, welche die Sichtweise der Klienten bestätigt (die Lösung ist das Problem), während die Ebene zweiter Ordnung eine *Erweiterung ihres Horizonts aus der Vogelperspektive* einführt und die von ihnen präsentierten Probleme in den Kontext von biografischen und strukturellen Motiven stellt. Damit sind wir bei der Frage nach dem Sinn von Symptomen als „Vorboten“ anstehender Entwicklungen. Auch noch so verrücktes Verhalten hat nämlich Sinn, wenn die Gründe dafür verstanden werden!

Beispiel für eine pädagogische Vorgehensweise der Therapeutin: „Ferien an der Ostsee“

Hanna, Bewegungstherapeutin (45), und Rolf (43), Lehrer im Gymnasium, erzählen in der Paarberatung: „Es war der absolute Tiefpunkt dieses Urlaubs“, sagt Hanna. „Rolf und zwei Söhne surfen, was ich auch gerne tue. Ich aber liege mit grauslichen Rückenschmerzen im Bett. Raffe mich auf und beginne, das kleine Segelboot aufzutakeln für etwas Bewegung, als Rolf angerannt kommt mit dem Ruf: ‚Lass mich! Das ist meine Sache, das mache ich schon!‘“ Hanna wirft die Segel in den Sand, wütend. „Lass mich doch, ich kann das selber!“, schreit sie. Aber Rolfs Programm läuft wie von selbst. Er stürzt sich auf das Boot und demonstriert, wie man es auftakelt, ohne den Rücken zu belasten. Hanna rennt ins Haus und schließt sich im Zimmer ein. Rolf zur Therapeutin: „Sehen Sie, mein guter Wille erzeugt das Gegenteil. So ist es immer!“

Das Durchspielen möglicher *Lösungsalternativen* auf der Verhaltensebene in dieser Situation bringt bloß Gähnen bei beiden. Die Therapeutin (ich selber) nervt sich, die Klienten fühlen sich offensichtlich gelangweilt von der Banalität solcher „Lösungen“. Als die Therapeutin die Gnade hat durchzuatmen, statt mehr desselben vorzuschlagen, fallen ihr die *Lebensthemen* der beiden ein: *Rolf:* Ältester von drei Brüdern und der Liebling seiner depressiven Mutter, steht noch heute stets gerne zu Diensten. Gern auch zu Diensten seiner Frau. Er weiß nämlich immer, was diese braucht ... Und er fühlt sich absolut hilflos, wenn er dafür nicht anerkannt wird. *Hanna:* zwischen zwei Brüdern aufwachsend, wird mit zehn Jahren allein nach Frankreich zur Großmutter geschickt, während die Ehe der Eltern auseinanderbricht. Warum sie und keiner der Brüder weggeschickt wird, erklärt ihr niemand. Sie nimmt an, dass Großmutter lieber ein braves Mädchen als lebhafte Buben wollte. Aber klaren Wein schenkt ihr keiner ein. Hannas große Sehnsucht ist eine ganz normale Familie mit einem Mann, der sie respektiert und offen mit ihr redet. Einer, der sie ernst nimmt, nachfragt und nicht immer schon weiß, was sie braucht ...

Offenbar spielen die beiden in der Krise wieder einmal die *alten Lebensthemen* aus der Familiengeschichte durch: blinder Tanz zu Melodien, die nur sie hören. Therapeutische Pädagogik bedeutet dann mehr desselben: Wenn Sie es nur richtig machen, wird alles gut. Beide Partner hören aus den pädagogischen Anleitungen: „Auch diese hier versteht mich nicht. Was immer ich tue, es ist falsch. Am besten breche ich die Therapie ab.“

Als die Therapeutin freundlich und ohne zu nörgeln, aber auch ohne direktive Lösungsvorschläge die beiden auf ihre *Lebensthemen* (Papp u. Imber-Black 1996) anspricht, entspannt sich die Situation. Die Gesichter der beiden werden weich. Beide erzählen, dass sie eigentlich etwas ganz anderes wollen als diesen blöden alten Tanz. Rolf wünscht sich, dass seine Frau ihm direkt sagt, was sie jetzt braucht (nämlich Ermutigung und keine

Hilfe von ihm), und dass er lernt, mit Ungewissheit zu leben, falls sie ihm nichts zu sagen hat, weil sie es selber nicht weiß. Hanna möchte, dass Rolf anerkennt, dass sie manchmal lieber allein auf die Zähne beißt und keine Hilfe will, weil sie kein hilfloses kleines Kind mehr ist.

Zum paartherapeutischen Setting: Tradition der sauberen Hände versus Vertrauen in die therapeutische Begegnung

In meiner Praxis kommt es eher selten vor, dass der oder die Anmeldende zuerst ein *Einzelgespräch* beantragt, aber es kommt vor, und ich nehme an, dass es gute Gründe dafür gibt. Jahrzehntelang hat sich eine Haltung unter Paartherapeuten herausgebildet, wonach Partner die Therapeutin oder den Therapeuten grundsätzlich als Verbündete einzuspannen suchten; eine Einladung, der man unter allen Umständen ausweichen sollte, weil dadurch die Arbeit im Dreieck Frau/Mann/Therapeut gefährdet sei. Das Horrorszenario war die Idee, dass der Therapeut auf diese Art zum „Geheimnisträger" des einen gegen den anderen Partner werde und irgendwann vielleicht sogar vor Gericht belangt werden könne. Ich nenne diese Tendenz die Tradition der „sauberen Hände" und staune, welche Ängste sich bei Professionellen dahinter verstecken können. Ein Beispiel aus meiner Praxis:

> *Sandra* (53) und *Peter* (54) kommen einige Male als Paar zu mir, weil sie abklären wollen, ob sie weiterhin in der gemeinsamen Praxis als Architekten arbeiten oder sich besser trennen sollten. Beide erklären, dass sie sich sehr mögen und auch den beiden halbwüchsigen Kindern einen sicheren Rahmen bieten wollen, aber dass ihnen Intimität und Sexualität gänzlich abhandengekommen seien. Aus einem spontanen Gefühl, dass da ein Geheimnis versteckt sein könnte, lade ich die beiden „offiziell" zu je einer *Einzelsitzung* ein mit der Idee, dass daraus eine neue gemeinsame Sichtweise wachsen könnte. Sandra erzählt

mir, was offenbar kein Paargeheimnis, sondern ein rotes Tuch für Peter ist, dass sie vor zwei Jahren eine kurze, intensive Affäre mit einem Freund von ihm hatte, die inzwischen beendet ist. Weil die beiden damals bei einem Co-Therapeuten-Paar in der „Saubere-Hände-Tradition" waren und Sandra bei einem Einzelgespräch von ihrer Affäre erzählte (ihr Mann hatte Grippe), haben die beiden Paartherapeuten sofort die Therapie abgebrochen und Peter einen „aufklärenden Brief" geschrieben. Als ich beiden versichere, dass ich nicht zur „Saubere-Hände-Tradition" gehöre, hingegen interessiert sei zu besprechen, wie sie ihr Leben nun weiter gestalten wollten, können wir gemeinsam lachen und darauf die hängigen Themen anpacken.

Modernes Leben und seine Auswirkungen auf Paare

Von Papp und Fraenkel (2000) wird die Komplexität der Herausforderungen beschrieben, denen sich moderne Paare zu stellen haben. Es sind dies:

1) der schwierige Umgang mit der *Ressource Zeit*
2) die Komplexität von *Drei-Karrieren-Familien*, also der Balanceakt zwischen drei Erfordernissen: ihrer Karriere, seiner Karriere sowie der Karriere der Familie
3) der Umgang mit den *traditionellen Erwartungen* an Liebe und Ehe in völlig veränderten sozialen Strukturen
4) *das neue Dreieck Frau/Mann/moderne Technologien.*

Ich will mich hier zwei besonders brisanten Themen zuwenden: *Zeit und Rhythmus* in Paarbeziehungen sowie dem *Einfluss moderner Technologien* auf Intimität.

Zeit und Rhythmus

Wer mehr als eine Stunde mit einem Paar in Therapie verbringt, weiß, wie schwierig es ist, ein so simples Problem zu lösen wie das Finden eines gemeinsamen nächsten Termins. Nicht nur Paare, auch ihre Therapeuten sind von zeitbezogenen Problemen betroffen. Die Widersprüche im Lebensrhythmus und in den alltäglichen Zeitanforderungen hinsichtlich Arbeit, Familie und Freundschaften oder Hobbys sind Hauptgründe, warum Paare in Konflikt geraten. Dazu kommt meistens die Sehnsucht von Frau und Mann nach mehr *gemeinsamen Zeitinseln* und nach je *eigener Zeit.*

Zeitknappheit und unterschiedliche Lebensrhythmen scheinen Schlüsselprobleme für viele Paare zu sein, ohne dass sie diese vielleicht als solche erkennen. Die Klage über emotionale Distanz wird oft dem Partner oder der Partnerin als Unwilligkeit zur gemeinsamen Entspannung angelastet – ohne dass thematisiert wird, was die alltägliche Beanspruchung durch gruselige Arbeitszeiten oder der Druck von fragmentierten, komplexen und unterschiedlichen Ansprüchen von Kindern und ihren Schulen bedeutet und wer dafür verantwortlich ist. Wenn überdies die Bedürfnisse von alten Eltern nach Zeit und Zuwendung den Rahmen eines hektischen Lebenstempos sprengen, läuft das Fass von Überforderung und Schuldgefühlen bei Paaren über.

Es scheint, dass die meisten westlichen Menschen von Jahr zu Jahr mehr Zeit bei der Arbeit verbringen – weil die Arbeitswelt dies fordert, aber auch, weil sie – besonders Männer – sich auf diese Weise mehr Einfluss und Aufstiegsmöglichkeiten erhoffen. Schichtarbeit beider Partner zu unterschiedlichen Zeiten ist übrigens längst als Stressor für Paarbeziehungen erkannt. Paare mit doppelter beruflicher Belastung können an mangelnder Synchronizität von Arbeit und Entspannung leiden, wenn z. B. kleinere Kinder vom Tageshort abgeholt und versorgt werden müssen. Trotz aller partnerschaftlichen Ideale bleibt nach meiner Beobachtung diese Arbeit im Wesentlichen Sache der Frau. Dass darunter das Leben als Paar und besonders die lustvolle gemeinsame Entspannung leidet, ist klar. Wenn Kinder größer werden, ändert sich zwar das Leben, aber der Stress bleibt, besonders durch das fraglose (mütterliche) Engagement für die außerschulischen Tätigkeiten der Kinder.

Zeitinseln für das Paar und auch für jeden Partner sind oft der Schlüssel zu erneuten Begegnungen und zur Erholung für beide und auch für jeden Einzelnen. Aber es ist nicht einfach, in einer Epoche vielfältiger Optionen ein Paar dazu einzuladen, eine gemeinsame langfristige Zeitkurve zu entwerfen, in der nicht alles auf einmal erreicht werden muss. Der verbreitete *Mythos der Spontaneität* kann überdies Paare daran hindern, ihre zeitlichen Rhythmen zu verhandeln und über momentane Präferenzen hinaus längerfristige *Vereinbarungen* über Zeit füreinander, für Kinder und Familie sowie für persönliche Inseln zu treffen. Der moderne Aktivismus und seine Folgen für Lebensqualität und Gesundheit schaffen Probleme, denen die wenigsten Paare entrinnen können. Umso wichtiger scheint mir, dass diese im geschützten Raum einer Paartherapie thematisiert und verhandelt werden.

Paare und moderne Technologien, das neue Dreieck

Durch die Arbeit von Kolleginnen (vgl. etwa Imber-Black 2000) ist mir deutlich geworden, wie sehr moderne Technologien die Intimität von Paaren und Familien verändern können. Ich reagiere seither sensibel auf entsprechende Andeutungen, die immer noch mit moralistischen Vorurteilen besetzt sind – ähnlich wie damals bei der Popularisierung des Fernsehens, als wir Kinder heimlich ins Nachbarhaus schlichen, weil zu Hause Fernsehen als „Volksverdummung“ verachtet wurde. Offenbar gehört ein guter Umgang mit Internet, Handy, E-Mail, Fax und Telefonbeantwortern noch längst nicht zum Repertoire der meisten Menschen. Da gibt es die Klage der Frau über den Ehemann, der stracks in sein Büro geht, sobald er nach Hause kommt, um seine Fax- und Telefonbotschaften sowie seine E-Mails abzurufen – und nicht selten mit ihrer Beantwortung weit mehr Zeit belegt, als er vorgesehen hat. Oder die Klage des Mannes über seine in einer Großbank tätigen Partnerin, welche den größten Teil des Abends damit verbringt, über Internet das internationale Börsengeschehen zu verfolgen, um am Morgen „den nötigen Vorsprung gegenüber der Konkurrenz" zu haben. Es scheint, dass durch die modernen Technologien die *Grenze zwischen Beruf und Privatleben immer verschwommener wird* – zuungunsten von partnerschaftlichem Dialog und Intimität. Ich erlebe Paare, die vorwiegend über SMS und Handys kommunizieren, weil die gemeinsame Zeit zu Hause mit Kindern oder Arbeit belegt ist oder weil einer zu Hause und der andere an der Arbeit ist und gemeinsame Inseln fehlen. Eine Statistik aus den USA (ebd.) belegt, dass 65 % der amerikanischen Paare und Familien *kein* gemeinsames Abendessen mehr einnehmen und auch keinen gemeinsamen Wochenabend verbringen. Natürlich sind daran nicht die neuen Technologien schuld, sondern die Ablenkungs- und Fluchtmöglichkeiten, die sie Familienmitgliedern ermöglichen. Das Internet erlaubt ja auch, mit unendlich vielen gesichtslosen „Anderen" zu kommunizieren. Internetliebesgeschichten oder -affären erzeugen einen Kontext von Privatsphäre und Geheimnissen, auch wenn sie selten zu physischen Begegnungen führen. Unter dem Stichwort „Sex" sind die meisten Websites zu finden. Sie sollen, so Imber-Black (ebd.), v. a. von Männern angeklickt werden, während Frauen eher Chat-Rooms benutzen.

Weder moralisierender Umgang mit den neuen Technologien noch ihr Ignorieren verändern die Tatsache, dass sie unser Leben in Weisen beeinflussen, die wir noch kaum abschätzen können. „Zeitgenössische Paartherapie", so Imber-Black (ebd.), „kann eine gute Möglichkeit sein, um die schmerzlichen Folgen ungezügelten Technologiegebrauchs zu mildern." Handfeste Vereinbarungen zwischen Partnern können es *ihnen* in die Hand geben, wie viel Raum moderne Technologien bei ihnen bekommen – und wie sie ihr Leben damit gestalten.

Zum Schluss stelle ich ein *Raster für therapeutische Zugänge zu Paaren* vor, das in der affektiven Rahmung zur Erhaltung einer sicheren Basis der Begegnung folgende Handlungsoptionen eröffnet:

- konkrete, spezifische Regeln und Handlungsschritte vereinbaren
- Stress reduzieren (oder – selten – induzieren) durch erweiterte Problembeschreibung („Symptome sind Vorboten von Wandel“)
- unerledigte Geschichten zu Ende bringen
- Entwicklingsperspektiven ermöglichen
- Lebensthemen erschließen
- Visionen entwickeln
- auf konkrete Entscheidungen hinarbeiten

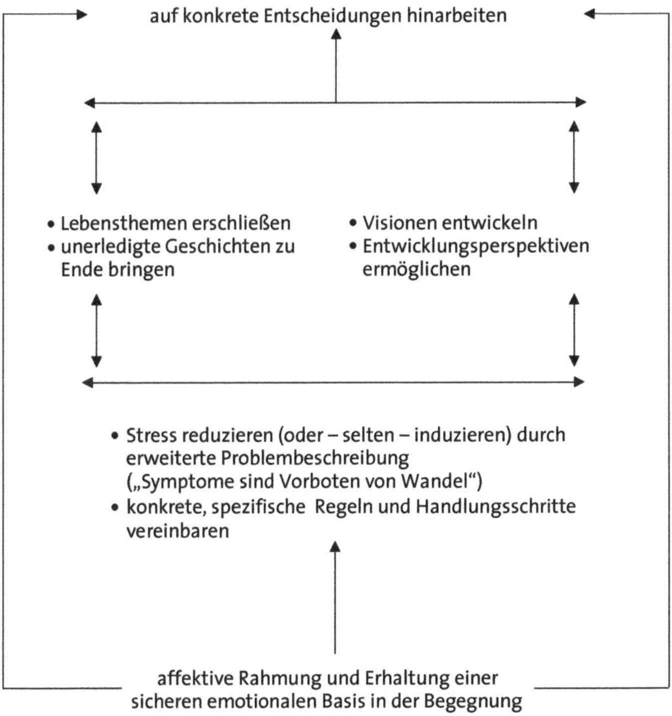

Schaubild: Systemisches Beratungsmodell und affektive Rahmung (von unten nach oben zu lesen)

Das Schaubild zeigt, welches die wichtigsten Aspekte dieses paartherapeutischen Modells sind. Ich habe das Modell zusammen mit Hans Jellouschek entwickelt. Es ist von unten nach oben zu lesen und kann in jeder Therapiesitzung als Grundlage therapeutischen Handelns dienen.

Zusammenfassung: Paarkrisen

Paarkrisen verstehe ich:

1) als Ausdruck individueller Disposition, Sozialisation und biografisch angelegter Lebensthemen jedes Einzelnen, die den „Ton angeben“ dafür, wie er oder sie in Krisen reagiert;
2) als Ausdruck kritischer Übergänge im individuellen und im gemeinsamen Lebenszyklus sowie im sozialen Kontext; Übergänge fordern zu einem immer wieder neuen Umgang mit dem Balanceakt zwischen Bezogenheit und Autonomie heraus, der zu jeder Paarentwicklung gehört;
3) als Vorboten anstehender Entwicklung und nicht als Quittung für „falsch gelebtes Leben“; die therapeutische Orientierung an den Ressourcen eines Paares steht aber nie im Gegensatz zu den ebenso wichtigen Blicken in Abgründe von Schuld, Scham und Angst mit der Frage, wie diese Gefühle nun eingebaut werden ins Leben und wie sie zu Handeln führen.

4. „Es hätte auch anders kommen können“ Lebensthemen und Genogramm

> „Im Grunde wissen in den Jahren der Lebensmitte wenig Menschen mehr, wie sie eigentlich zu sich selbst gekommen sind, zu ihren Vergnügen, ihrer Weltanschauung, ihrer Frau, ihrem Charakter, Beruf und ihren Erfolgen, aber sie haben das Gefühl, dass sich nun nicht mehr viel verändern kann. Es ließe sich sogar behaupten, dass sie betrogen worden seien, denn man kann nirgends einen zureichenden Grund dafür entdecken, dass alles gerade so kam, wie es gekommen ist; es hätte auch anders kommen können; die Ereignisse sind ja zum wenigsten von ihnen selbst ausgegangen, meistens hingen sie von allerhand Umständen ab, von der Laune, dem Leben, dem Tod ganz anderer Menschen, und sind gleichsam bloß im gegebenen Zeitpunkt auf sie zugeeilt. So lag in der Jugend das Leben noch wie ein unerschöpflicher Morgen vor ihnen, von allen Seiten voll von Möglichkeit und Nichts, und schon am Mittag ist mit einem Mal etwas da, das beanspruchen darf, nun ihr Leben zu sein, und das ist im Ganzen so überraschend, wie wenn eines Tages plötzlich ein Mensch dasitzt, mit dem man zwanzig Jahre korrespondiert hat, ohne ihn zu kennen, und man hat ihn sich ganz anders vorgestellt“ (Robert Musil 1978, S. 130).

Der Text von Robert Musil, den Rudolf Welter (1997) als Grundlage für das Erzählen der Geschichte seines Vaters nutzt, trifft den Kern meines Anliegens, nämlich dass wir uns Paaren in Therapie mit der Haltung nähern, dass *alles auch anders sein könnte*, als sie es in der Zeit ihrer Krise beschreiben.

Genogramme werden in der hergebrachten Paar- und Familientherapie als Rahmen verstanden, in welchem Informationen zur Struktur eines Paares im Rahmen seiner Herkunftsfamilien erschlossen werden, also „Informationen zu Koalitionen, Grenzen und zum familiären Lebenszyklus“ (Simon, Clement u. Stierlin 2004, S. 121). Die Aufzeichnung eines Genogramms von Paaren oder Familien in Therapie wird in dieser Sichtweise als eine Art Blitzlicht für die *therapeutische Interpretation* der Figur Paar oder Familie gebraucht. Musils Frage, wie es hätte anders kommen können, hat da keinen Platz. Es ist, wie es ist, lautet die Antwort von „postmodernen“ Therapeuten und Therapeutinnen.

Genogramme dienen meiner Auffassung zufolge lediglich als Grundlage für die Genogrammarbeit. Genogrammarbeit besteht darin, Schritt für Schritt damalige *Entscheidungsmöglichkeiten* der infrage stehenden Akteure zu rekonstruieren und sie mit ihren tatsächlich getroffenen Entscheidungen zu vergleichen. Auf diese Weise ist es möglich, *Muster* zu erkennen, welche die Lebenspraxis der Partner in ihrer spezifischen Logik immer wieder hervorbringt (Hildenbrand 2005, S. 16 ff.). Es interessiert uns, was zum Beispiel ein Paar in einer kritischen Lage an Handlungsmöglichkeiten wahrgenommen hat – es hätte alles auch ganz anders werden können – und welche Sinnstrukturen die beiden geleitet haben, als sie die eine vor einer anderen Möglichkeit der Krisenbewältigung bevorzugten.

Mein Kollege Bruno Hildenbrand (ebd., S. 17) fasst die Unterschiede zwischen dem hergebrachten Gebrauch von Genogrammen (Simon, Clement u. Stierlin 2004 sowie McGoldrick u. Gerson 1990) wie folgt zusammen:

1) Wir nutzen die grafische Darstellung des Genogramms *nicht*, um ein Blitzlicht auf die momentane Familienstruktur zu werfen. Uns dient sie dazu, Schritt für Schritt, d. h. sequenziell, zu rekonstruieren, wie sich die autonome Lebenspraxis von Individuen, Paaren und Familien in *konkreten, objektivierten Entscheidungen* individuiert hat.
2) Die im Genogramm sich zeigenden Familienbeziehungen betrachten wir als einen offenen Rahmen von Möglichkeiten,

die die Akteure je individuell gestalten. Ein Schluss von spezifischen Familienkonstellationen auf spezifische Handlungs- und Individuierungsprozesse ist daher nur insofern möglich, als er in Form einer sequenziellen Betrachtung überprüft wird.

3) Koalitionen und Grenzen können aus den objektiven Daten eines Genogramms *nicht* herausgelesen werden (auch keine repetitiven Muster). Allenfalls gibt die Arbeit mit Genogrammen Hinweise auf mögliche Gestaltungen von Koalitionen und Grenzen.
4) Genogramme sind mehr als einfache Informationsträger. Einen Überblick über Familienstrukturen geben sie nicht. Dieser muss anhand der Daten sequenziell erschlossen werden.

Was ich als Therapeutin an dieser Art des Erschließens eines Genogramms schätzen gelernt habe, ist, dass Lebenspraxis als Prozess der Krisenbewältigung verstanden wird und dass darin die Muster zu finden sind, welche quasi als „Melodie" den Tanz des Paares und der einzelnen Partner steuern. Das bedeutet, dass die beiden *jetzt* Handlungsspielräume haben, andere Melodien und andere Tanzschritte zu erfinden – eine optimistische Perspektive für den Paartherapieprozess!

Anhand eines Genogrammes, das die Geschichten beider Partner aufzeigt, wie wir sie auf der Basis meines Fragebogens und im Gespräch mit den beiden erschließen können, besteht die Möglichkeit, die *Lebens- oder Familienthemen* beider zu verstehen. Die Geschichten, welche von jedem Partner zu den Themen erzählt werden, eröffnen therapeutisches Verständnis für „eingefrorene" Interaktionsabläufe, die auf den ersten Blick unangemessen erscheinen. Anstelle vorgestanzter Frage-Antwort-Muster, mit welchen Therapeuten ihre eigenen Lösungen für einen steckengebliebenen Beziehungsprozess demonstrieren, ist die Offenheit für die Geschichten jedes einzelnen Partners ein Kernpunkt therapeutischen Vorgehens (Martens-Schmid 2000).

Zusammenfassend will ich hervorheben, dass unsere Art des sequenzanalytischen Erschließens von Genogrammen den Fokus auf „objektive Daten“ legt und die Entscheidungen von Familienangehörigen hinsichtlich in der Vergangenheit kritischer Lebensereignisse im Lauf von drei oder zumindest zwei Generationen festhält, ohne diese zu interpretieren oder zu werten. Die Daten sind insofern „objektiv“, als sie ohne Interpretation beschrieben werden können. Es geht dabei um offiziell dokumentierte Daten wie Geburten, Eheschließungen, Todesfälle sowie Wechsel des Wohnortes.

Im Gegensatz zu der üblichen Weise, in der Genogramme und Genogrammarbeit in der systemischen Therapie verwendet werden, nämlich als Technik zur Gewinnung von *Ideen des therapeutischen Vorgehens*, ist dies ein theoretisch stringentes Konzept, das die Genogrammarbeit als „Kunst“ der Hypothesenbildung zur Frage nach den Bedingungen (den objektiven Gegebenheiten einer Biografie) herausarbeitet und gleichzeitig die Frage zu beantworten sucht, wie spezifische Menschen ihre Familiengeschichte gestalten und was sie an Bedingungen vorgefunden haben (Hildenbrand 2005, S. 67 ff.). Das bestimmten Menschen Vorgegebene und das ihnen Aufgegebene als Konzepte ihrer Lebensläufe sind dann zentrale Informationen zum Verstehen einer bestimmten Lebenspraxis. Es geht dabei um weit mehr als eine „eingefrorene“ grafische Darstellung eines bestimmten Familienzusammenhangs!

Die inhaltliche Trennung der subjektiven Beziehungsinformationen – wer zu wem zu einer bestimmten Zeit näher oder distanzierter steht – ist weit weniger wichtig als die Frage, was Menschen sich aus dem machen, was die Dinge aus ihnen gemacht haben. Im Sinne des zu Anfang zitierten Robert Musil stellen wir also die Frage, wer wie hätte handeln müssen, damit alles anders geworden wäre …

Das Genogramm bzw. die grafische Erstellung eines momentanen Familienbildes ist die Grundlage für die eigentliche „Genogrammarbeit" und verzichtet konsequenterweise auf subjektive Beziehungsinformationen. Damit sind wir zurück bei Robert Musil, der in seinem Hauptwerk *Der Mann ohne Eigenschaften* (vgl. 1978) unterscheidet zwischen wirklichen Möglichkeiten und möglichen Wirklichkeiten. Er nimmt eine vorgegebene Wirklichkeit genauso ernst wie die Gestaltungsmöglichkeiten, die in einem Lebensentwurf stecken.

Levold[4] stellt zu Hildenbrands (2005) Verständnis von Möglichkeit und Wirklichkeit die Frage, wie wohl konstruktivistisch orientierte Leser und Leserinnen darauf reagieren. Er verweist mit Hildenbrand auf seine Lehrer Berger und Luckmann (vgl. 1970), welche soziale Wirklichkeit eben nicht als beliebige beschreiben und auch nicht als subjektive „Erfindungen", sondern als Strukturen, die in sozialen Prozessen und historischen Kontexten hervorgebracht werden und damit nur begrenzt individuell verfügbar sind. Durch die individuelle Bedeutungsgebung der „Akteure" werden solche vorgegebenen Strukturen – geschaffen in historischen und sozialen Prozessen – ständig moduliert und subjektiv gedeutet.

Die sozialwissenschaftliche Perspektive, die dieser Sichtweise zugrunde liegt, relativiert eine mögliche normative Tendenz „urban sozialisierter Therapeuten" (Hildenbrand 2005, S. 102 f.), Milieulagen mit individuellen Bildungsgeschichten zu verknüpfen ohne intensive Auseinandersetzung mit Werten, welche dafür geeignet sind.

Geschichtliche Aspekte zum Thema Paare in unserer Zeit

Wer Paartherapie lernt und lehrt, kommt um die Frage nicht herum, in welchen geschichtlich bedingten sozialen Kontexten die Paare leben, die um Beratung oder Therapie nachsuchen. Ein amerikanischer Kollege, William M. Pinsof, der an der Northwestern University in Chicago lehrt, hat 2002 mit John M. Gottman und anderen Autoren zusammen eine Spezialausgabe der Zeitschrift *Family Process* herausgebracht mit dem Titel: *Marriage in the 20th Century in Western Civilization* (vgl. auch Gottman 2002; Pinsof 2002). Im Feld systemischer Paartherapie wurde dieses Werk zu einer Grundlage für die Einbeziehung von sozialwissenschaftlicher Forschung in die Alltagspraxis von Paartherapie. Was die Dinge aus Menschen machen, heißt die zentrale Frage der Autoren. Wer dieses Vorgehen anerkennt, gewinnt wichtige soziologische und sozialwissenschaftliche Zugänge zu Paaren und Paartherapie. Es geht dabei im Wesentlichen um „Wirklichkeiten“, die aufgrund vielfältiger Untersuchungen präsentiert werden, und weniger um die Frage, was Paare sich daraus machen oder wie das ihnen Vorgegebene zum ihnen Aufgegebenen wird.

Hildenbrand nennt diese Perspektive postmodernen Beobachtens und Interpretierens kritisch eine „Lehnstuhlperspektive“ (mündliche Mitteilung 2006). Im Sinne von Robert Musil (s. Zitat am Anfang dieses Kapitels) brauchen wir in Therapien eine Beschreibung von Paarwirklichkeiten, die sich der Frage stellt, wie spezielle Paare das ihnen Vorgegebene zum ihnen Aufgegebenen entwerfen könnten. Bei allen Einschränkungen finde ich die so hergestellten „Bilder“ bzw. Konstrukte als einen Aspekt unter anderen für den Alltag von Paartherapeutinnen und -therapeuten sinnvoll.

Ich fasse die *geschichtlichen Aspekte* zum Thema Paar in unserer Zeit von Pinsof und Gottman (2002) zusammen:

1. Das Ende von Zweierbeziehungen erfolgt bei zwei Dritteln aller Paare durch Scheidung und nicht durch Tod, wie das über Jahrhunderte der Fall war. Im 19. Jahrhundert ließen in Europa nur 10 % der verheirateten Paare sich scheiden. Inzwischen ist Scheidung alltäglich geworden. Nachdem in der 1980er Jahren ein Einbruch bei den Scheidungsraten erfolgt

war, hat sich die Scheidungsrate in den USA bei etwa 50 % eingespielt.

2. In Deutschland und der Schweiz entspricht eine Scheidungsrate von 50 % den statistischen Erhebungen (Statistisches Amt Bern 2006).
3. 25 % aller Ehen (in der Schweiz) dauern weniger als sieben Jahre.
4. Zweitehen enden im Schnitt nach weniger als zehn Jahren durch Trennung oder Scheidung.
5. Die vermuteten *Gründe für die Instabilität* zeitgenössischer Paarbeziehungen werden in einer verlängerten Lebensdauer, in veränderten Frauenrollen mit besseren weiblichen Einkommenschancen sowie in den Möglichkeiten zur Geburtenkontrolle gesehen, welche weibliche Unabhängigkeit fördert. Kern der Entwicklung, so die erwähnten Sozialwissenschaftler zum Thema Scheidungsbereitschaft bei Frauen, sei die wachsende weibliche Unabhängigkeit. 50 % aller Kinder, so ihre Folgerung, die nach 1960 geboren wurden, haben eine Scheidung erlebt.

Wichtigste Merkmale für das *Gelingen einer Paarbeziehung* sind gemäß Pinsof und Gottman (s. Pinsof 2002):

1. Bindungsbereitschaft, Zärtlichkeit und sexuelle Reife bei beiden Partnern.
2. Ein gemeinsamer laufender Dialog, der Unterschiede anerkennt und diese immer wieder überbrückt.
3. „Seelenverwandtschaft" zwischen den Partnern in wichtigen individuellen und gemeinsamen Dingen ersetzt die ursprüngliche Komplementarität der Verliebtheit.
4. Die „4 apokalyptischen Reiter" werden überwunden (Gottman, s. Pinsof 2002): bösartige Kritik, Abwehr, Verächtlichkeit und emotionale Abschottung.

5. Ehetheorien sind Bindungstheorien: Die Vielfalt von Beziehungen, auch zum gleichen Geschlecht, erzeugt eine neue Vielfalt von Paarmodellen

Folgerungen für Paartherapeuten und Paartherapeutinnen

Wenn wir die erwähnte normative „Lehnstuhlperspektive“ zugunsten einer neugierigen, aktiven Teilnahme an den Wirklichkeitskonstrukten der einzelnen Beziehungspartner überwinden, werden wir besser verstehen, was ein je einmaliges Paar bewegt und wie wir ihm Unterstützung geben können für seine Entwicklung und seine Entscheidungen. Ihrer beider Antwort auf die „modernen“ Herausforderungen kann sich dann nicht in resigniertem Davonlaufen oder ärgerlichem Kampf um die Erhaltung des Status quo erschöpfen, sondern in möglichen Lösungen zeigen.

Unser Engagement, unsere Fantasie und unsere Einfühlung als Paartherapeuten sind gefragt. Es sind Aspekte, die mit unserer eigenen Persönlichkeit, der eigenen Erfahrung und der Freude an der Entwicklung von Menschen zu tun haben. Im Kapitel 5 werde ich beschreiben, wie wir unsere persönliche therapeutische Wirksamkeit intensivieren können.

In diesem Zusammenhang komme ich zurück auf die Geschichte der 15-jährigen Franziska (aus Kapitel 3), die im Gymnasium über eine Bestimmung ihrer Blutgruppe erfahren hat, dass sie nicht das Kind ihrer Eltern sein kann. Als Beispiel zeige ich zum Fall von Franziska und ihrer Familie das *Genogramm*, welches mich bei ihrer Therapie begleitet hat.

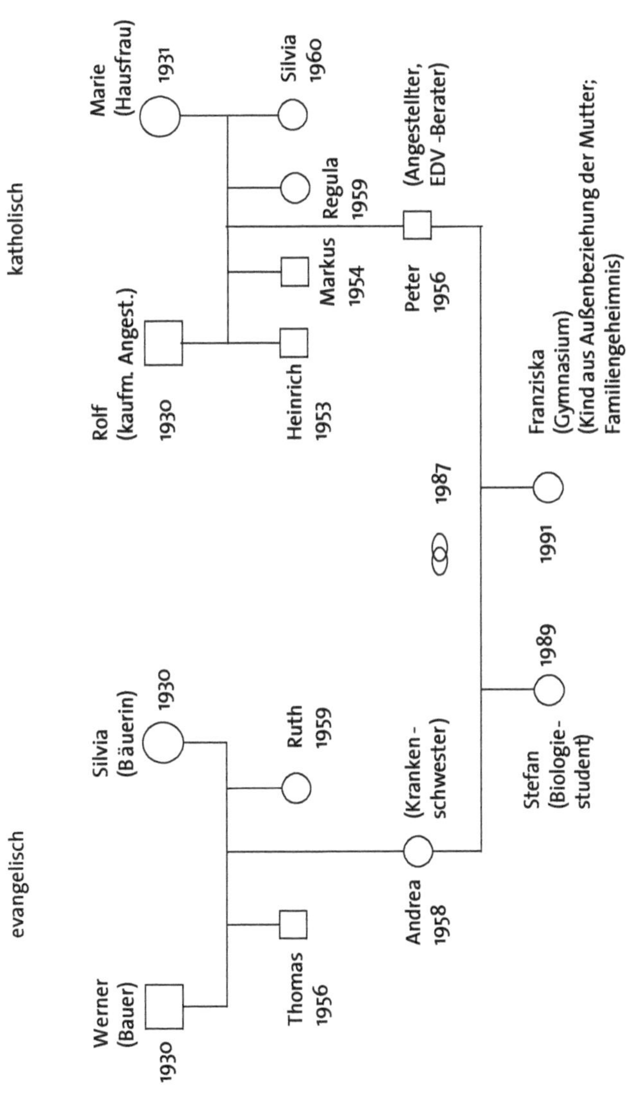

Genogramm des Paares Müller-Merker, Süddeutschland (Dorf) (die Daten sind anonymisiert)

5. Das therapeutische Bündnis mit Paaren

Wie ich im Kapitel 3 zu Fallverstehen in der Begegnung ausgeführt habe, sind in ein systemisches Verständnis von Paartherapie folgende Dimensionen eingebettet:

1) das Individuum in seinen sozialen Systemen (Familie, Arbeit und Freundeskreis)
2) seine persönliche Biographie
3) sein Körper
4) seine Annahmen über sich und die Welt
5) seine Gefühle.

In anderen Worten: So wichtig es ist, dass Paare als *Teile* größerer Systeme wahrgenommen werden, so wichtig ist es, wie sie sich selber als *Individuen* beschreiben und was jeder von sich, von der eigenen Befindlichkeit, der eigenen Geschichte und der Paargeschichte erzählt.

Die Differenzierung neuerer paartherapeutischer Ideen ist geprägt von der Überbrückung des Grabens zwischen individualistischer Sicht und systemischer Ganzheitlichkeit. Gurman und Fraenkel (2002, pp. 199 ff.) fassen die Entwicklungen weg von theoretischer Fragmentierung mit der Auflösung individueller Identitäten unter folgenden Punkten zusammen:

1) Einbeziehung des Individuums: „das Selbst im System"
2) erweitertes Interesse an Affekten, welche Paar- und Einzelpsychotherapie sicher rahmen
3) Fokus auf Motive und Sinnstrukturen der Einzelnen in Verbindung mit der Ganzheit von Beziehungen

4) therapeutisches Verstehen über das gemeinsame und individuelle Erzählen von Geschichten; dies ist vermutlich eine der kraftvollsten Entwicklungen im Rahmen von systemischer und allgemeiner Psychotherapie!

Dass unser Thema *affektive Kommunikation* bzw. *Gefühle und Systeme* (Welter-Enderlin u. Hildenbrand 1998) so etwas wie eine „emotionale Wende" einleitete in unserem Feld, habe ich kürzlich von Kollegen erfahren (vgl. auch Ludewig 2005, S. 65–69). Ins Zentrum rückt mit der emotionalen Wende zum Problem*erzählen* das Thema des Problem*erlebens* (Levold 2004). Der bisher vernachlässigte emotionale Aspekt der therapeutischen Begegnung bekommt mit der Ausdifferenzierung systemischer Therapien endlich einen guten Platz. Es wäre aber ein Missverständnis, anzunehmen, dass die *emotionale Wende* in Therapien Erklärungen dafür liefert, warum Menschen sich in Paarbeziehungen so oder anders verhalten. Nicht die Erklärung von Ursachen in Beziehungen, sondern die emotionalen *„Rahmungsprozesse" in der Therapie* stehen bei dieser Perspektive im Zentrum.

Das Thema therapeutische Wirkungsweisen ist noch längst nicht erschöpfend abgehandelt. Was ich dazu beitrage, hat vor allem mit eigenen Erfahrungen als Therapeutin, Forscherin und Dozentin zu tun. Ich werde mich im Folgenden anschließen an Erkenntnisse zu affektiver Kommunikation und ihrer Bedeutung für Paartherapien. (Leserinnen und Leser möchte ich ermutigen, den Band *Gefühle und Systeme* [Welter-Enderlin u. Hildenbrand 1998] im Blick auf unser Thema zu lesen.) Anschließend beziehe ich mich auf Forschungs- und klinische Ergebnisse zur Bildung eines *emotionalen Bündnisses in der Paartherapie* sowie zu den *Folgerungen für die Praxis*.

Rahmendes und gerahmtes System

Die Erkenntnisse über rahmende und gerahmte Systeme in der frühen Entwicklung von Säuglingen mit ihren primären Bezugspersonen dienen uns einerseits als *Analogien* zu den Entwicklungsphasen von Individuen, Paaren und Familien und andererseits als *Modelle* für die affektive und sprachliche Interaktion in Therapie bzw. Beratung. Ihr Kern ist jener des *spielerischen Dialogs* in der zeitgebundenen Interaktion zwischen elterlichen Bezugspersonen und einem Säugling. Dabei erlernt der Säugling sowohl Muster gegenseitiger Aufmerksamkeit als auch, prototypisch, Spielregeln menschlicher Kommunikation. Das *triadische Bündnis*, wie Fivaz-Depeursinge und ihr Team (vgl. Fivaz-Depeursinge u. Corboz-Warnery 2001) die Interaktionen zwischen Säugling, Mutter, Vater oder einer anderen verbindlichen Bezugsperson nennen, dient der Aufrechterhaltung eines stabilen gegenseitigen Engagements über die verschiedenen Wechselfälle ihrer Entwicklung hinweg. Das Ziel des Bündnisses ist es, den „Tanz" des Kindes zwischen Konstanz und Veränderung, Bindung und Autonomie sicher zu *rahmen*. Wer selber Säuglinge erlebt, weiß, wie instabil ihre Angebote an Bezugspersonen sind, vor allem in den ersten Lebenswochen. Dies zeigt sich besonders im Blickkontakt. Die natürliche Instabilität im Blickkontakt und in anderen Verhaltensmustern von Säuglingen wird im positiven Fall von Bezugspersonen solide gerahmt.

In Situationen, in denen Vater und Mutter miteinander im Konflikt sind oder in denen die Mutter etwa mit einer Post-Partum-Depression alleingelassen wird, sind solche sicheren affektiven Rahmungsprozesse beeinträchtigt. Das Kind reagiert mit Abwendung, Rückzug oder Weinen auf unzuverlässige oder widersprüchliche Angebote. Fivaz-Depeursinge und ihr Team (vgl. ebd.) nennen die beobachtbaren Interaktionstypen von Säuglingen mit Bezugspersonen *konsensuell*, *konflikthaft* oder *paradox*. Ich will diese Typen nicht näher beschreiben, sondern auf wesentliche Merkmale und Verhaltensweisen des rahmenden Systems (Eltern bzw. Therapeut) eingehen, welche durch die Erzeugung von *Metastabilität* im gerahmten System gute Voraussetzungen für die Erfahrung emotionaler Sicherheit schaffen. Die Analogie zu einer Zwei-plus-eins-Konstellation in der Paartherapie liegt natürlich nahe, wobei diese geprägt wird von der sicheren Rahmung der Einheit Paar durch die Therapeutin oder den Therapeuten.

Affektive Rahmungsprozesse sind alle Interventionen, welche gute menschliche Entwicklung in instabilen Phasen ermöglichen, z. B. von

- elterlichen Bezugspersonen gegenüber Kindern
- Lehrenden gegenüber Lernenden
- Therapeuten und Therapeutinnen gegenüber Einzelnen und Paaren
- Führungskräften gegenüber Mitarbeitern und Mitarbeiterinnen.

Stabile rahmende Systeme (wirksame Paartherapeuten) zeichnen sich aus durch

- die Übernahme von Verantwortung für konstante, vorhersehbare Kommunikationsangebote, die „langatmiger" sind als jene des gerahmten Systems und dieses zuverlässig rahmen, indem
- sie eine temporär leitende Funktion einnehmen und dadurch
- eine „Metastabilisierung" zwischen Grundstruktur und Wandel im gerahmten System Paar ermöglichen.

Das *rahmende System Therapeut* bzw. *Therapeutin* muss also temporär stabiler und autonomer sein als das gerahmte, jedoch gleichzeitig fähig, sich sensibel auf die kommunikativen Angebote des gerahmten Paares einzustimmen und den Blick für dessen Ganzheit offenzuhalten. Ich gehe davon aus, dass das gerahmte System (Paar) auch in instabilen Phasen das rahmende System (Therapeut) mitbestimmt und beeinflusst. Das heißt, dass auch ein noch so instabiles Paar selbstaktiviert ist und nicht einfach passiver Empfänger von internalen und externalen Reizen. Therapeut bzw. Therapeutin und Klienten können sich auch in Situationen von Instabilität von Angesicht zu Angesicht *begegnen*. David Reiss (1981, S. 161) versteht das so:

> „Begegnungen geschehen zwischen zwei oder mehreren Individuen, bei denen es eine relative Freiheit gibt in der Art und Weise, wie sich die verschiedenen Personen jeweils frei erleben: frei von Konventionen, frei von Klischees, frei von vereinfachten Vorstellungen. Bei Begegnungen, in denen man sich von Angesicht zu Angesicht gegenübersteht, hat jedes Individuum einen unmittelbaren, emotionalen Sinn von der Einmaligkeit des anderen. Der wichtigste Bestandteil einer Begegnung, bei der man sich gegenübersteht, besteht darin, dass jeder Einzelne dem Anderen die Macht der unabhängigen Aufmerksamkeit gewährt."

Der Erfolg guter affektiver Rahmungsprozesse in Paartherapien hängt also davon ab:

- ob das rahmende System (Therapeut bzw. Therapeutin) temporär autonomer als das gerahmte funktioniert und dessen Entwicklungsprozess zuverlässig rahmt
- ob das rahmende System (Therapeut bzw. Therapeutin) sich mit hoher Sensibilität auf die affektiven und kommunikativen Angebote des Systems Paar einstimmt, es also gut genug kennenlernt, um es flexibel in eine Beziehung mit einem Dritten einbetten zu können.

Ziele von affektiven Rahmungsprozessen sind:

- Metastabilisierung instabiler Systeme im Wandel
- anhaltende, langfristige Koppelung eines instabilen Systems mit einem rahmenden, konstanten System
- Erhaltung der Grundstruktur („Identität") von Individuen, Paaren und Familien
- Einbettung von nötigen Fluktuationen, also Abweichungen vom Bisherigen, als *Vorboten* neuer Entwicklungsmöglichkeiten.

Das bedeutet: Ob wir dies planen oder nicht, wir *rahmen* den therapeutischen Prozess in der Begegnung mit Menschen, die in instabilen Lebensphasen zu uns kommen. Es geht dabei um die Struktur des Fallverstehens in der Begegnung. Die Idee, dass Therapeutin oder Therapeut als rahmendes System *Verantwortung* tragen für die Vermittlung von Konstanz und Vorhersehbarkeit und für die Schaffung einer emotional sicheren Basis, welche über die Klärung von Anliegen und Aufträgen der Klientinnen und Klienten hinausführt, ist unabdingbar. Die Gefahr, dass das Konzept der therapeutischen Verantwortlichkeit als autoritäre Fremdsteuerung missverstanden wird, muss durch die zweite, genauso wichtige Idee abgewendet werden: dass nämlich gute Rahmungsprozesse von hoher *Sensibilität* für die *Selbststeuerung* von Klienten und Klientinnen geleitet sind.

Eine Einschränkung der Analogie von systemischer Paartherapie zur Säuglingsforschung besteht darin, dass Säuglinge das „Feld", welches von ihren Bezugspersonen gerahmt wird, nicht verlassen können. Klientinnen und Klienten, außer sie seien in Zwangskontexten, können das – zum Glück! Ich bin übrigens überzeugt, dass auch die Entscheidung von Paaren in Zwangskontexten, verbindlich einzusteigen auf einen therapeutischen Prozess und alle damit verbundenen Aufs und Abs auf sich zu nehmen, in hohem Maß abhängig ist von den erlebten affektiven

Rahmungsbedingungen. Wenn ich zum Beispiel am Ende des Erstgesprächs mit einem vom Jugendamt überwiesenen verzweifelt streitenden Paar die beiden rahme mit emotionaler Gelassenheit und folgendem Satz: „Ich weiß nicht, was noch möglich ist an Veränderungen zwischen Ihnen, aber ich biete Ihnen ein halbes Jahr für Versuch und Irrtum an. Und falls Sie sich darauf einlassen, verspreche ich Ihnen, dass ich Sie dabei mit langem Atem begleiten werde“, so verpflichte ich mich selber auf die Aspekte von Verantwortlichkeit und Sensibilität.

Der Begriff *Teilnahmeintelligenz* passt gut zu meiner Haltung in einer solchen Situation. Meine Erfahrungen wie auch die Therapieforschung zeigen, dass therapeutische Veränderungen wenig mit theoretischer Eleganz oder technischen Tricks zu tun haben, sondern in hohem Maß davon abhängen, was Paare mitbringen und wie Therapeuten ihnen eine sichere Basis vermitteln, auf welcher sie mit Versuch und Irrtum neue Optionen ausprobieren können. In einer Welt, in der viele Menschen an einem Verlust von Geborgenheit leiden, scheint es sinnvoll, die Tatsache, dass „Bewusstsein ohne Affekt“ (Ciompi 1997) nicht möglich ist, therapeutisch gut umzusetzen.

Die relativ lange Zeit meines aufmerksam rahmenden Beobachtens und Zuhörens, bevor ich aktiv werde, irritiert manchmal „lösungsorientierte“ Kolleginnen und Kollegen, die ein Videoband von mir in Seminaren sehen. Wenn sie später erleben, wie nachhaltig sich die Stimmung zwischen dem streitenden Paar und mir gegenüber verändert, nachdem beide einen guten eigenen Raum bekommen haben, ohne ständig defensive Schleifen zu ihren Anliegen drehen zu müssen, entspannen sie sich.

Die Aspekte des therapeutischen Rahmungsprozesses lassen sich, wie ich meine, mit der skizzierten Situation gut illustrieren: Erstens bleibe ich klar verantwortlich für den Prozess insofern, als ich die Beteiligten mit *hoher emotionaler Teilnahme* begleite, ohne sofort mit Fragen dirigistisch einzugreifen. Mit einem langen Atem, der sich in aufmerksamen Blickkontakten mit beiden zeigt, ermögliche ich ihnen zweitens, dass sie mir zeigen können, wie elend es ihnen momentan geht, ohne sofort auf Lösungen verwiesen zu werden. Drittens bin ich aber natürlich an Lösungen interessiert! Die *Metastabilität*, welche sich aus der affektiven Rahmung ergibt, bereitet den Boden für eine gute Auseinandersetzung des Paares, zum Beispiel mit ihren dramatisch unterschiedlichen Lebensentwürfen in einer angespannten Situation. Dafür ist das sorgfältige „Lesen“ des Feedbacks der beiden an mich sowie das Abschätzen eines günstigen Zeitpunktes für ihre Kooperation mit mir trotz momentan widriger Umstände nötig.

Bildung eines emotionalen Bündnisses in der Paartherapie: Forschungs- und klinische Ergebnisse

Wohl in keiner anderen Therapieform spielt die Art, wie TherapeutIn und Klienten sich auf einander beziehen und mit welchen Gefühlen jeder Partner der Therapeutin begegnet (und umgekehrt), eine so wichtige Rolle wie in der Paartherapie. Alle mir bekannten Studien weisen darauf hin, dass die Wirksamkeit jeder Art von Therapie und besonders von Paartherapien geprägt ist von der Korrelation zwischen der *Begegnung* (zwischen Therapeutin und Paar) und der *emotionalen Rahmung des Paares*, wie ich sie skizziert habe. Garfield (2004) nennt das therapeutische Bündnis mit Paaren eine „Metaallianz“, die sich auf die Loyalität zweier Menschen zueinander und zum Therapeuten bezieht und Loyalitätskonflikte sowie Koalitionen (zwei gegen einen) vermeidet.

Eine wesentliche Erkenntnis des zitierten Autors ist, dass die Erfahrungen von Frau und Mann in ihren *Ursprungsfamilien* einen mächtigen Einfluss haben auf die *Dimension der Loyalität* in der Paarbindung und natürlich auch in der Beziehung zu Therapeutin oder Therapeut. Es geht um das Erkennen von *quali-*

tativen Mustern der Interaktion zwischen den beiden Partnern sowie zwischen ihnen und dem Therapeuten.

Einfache strukturelle Annahmen, wie zum Beispiel zur *Geschwisterposition in den Herkunftsfamilien* – der älteste Bruder von fünf Kindern heiratet die jüngste Schwester von drei Kindern –, welche aus dem Genogramm erschlossen werden können, bestätigen vielleicht gewisse theoretische Annahmen, bringen meines Erachtens therapeutisch aber wenig. Was Einsicht in die soziokulturellen *Vermächtnisse* jedes Partners bringt, sind Fragen danach, wie frühe *Bindungserfahrungen* von jedem Partner erlebt wurden und wie sich mögliche Bindungsstörungen heute auf die Paarbildung auswirken. Zahlreiche Bindungsforscher vermuten, dass Beziehungsunsicherheiten in der frühen Kindheit die Fähigkeit des einen oder anderen, heute ein positives therapeutisches Bündnis zu entwickeln, beschädigt haben könnten. Wenn individuelle Diagnosen wie „Borderline“ oder „narzisstische Persönlichkeitsstörungen“ eine solche Erfahrung bestätigen, kann die Schwierigkeit der Errichtung einer stabilen Bindung in der Paartherapie noch besser verstanden, aber Letztere auch mit Geduld und langem Atem herzustellen versucht werden.

Sprache und Begegnung

Verstehen wird über die Begegnung zwischen Therapeut und Paar erzeugt. Begegnung ist abhängig von der Art, wie Therapeuten Begegnung erleben und *in Sprache fassen*. Natürlich hängen die verwendeten Sprachregeln zu einem großen Teil von den verwendeten theoretischen Konstrukten und den entsprechenden Begriffen ab. Hier hat sich in den letzten zwei Jahrzehnten meines Erachtens ein verhängnisvoller Irrtum eingeschlichen: Es handelt sich um die Entwicklung hin zu einer technokratischen Sprache – mit Reduktion auf „die wirklichen Ursachen“ von Phänomenen und auf die große Bedeutung, welche Therapeuten sich selber und ihrer eigenen Interpretation dabei zumessen.

In Therapien, die als „postmodern" beschrieben werden, dominieren in unguten Fällen Sprachformen, die an sozialer Kontrolle orientiert sind bzw. technokratisch an „wissenschaftlicher" Psychologie. Zwei Beispiele dazu aus meiner Praxis:

1) *Erstes Beispiel:* Ein Psychiater in Ausbildung zum Paartherapeuten bringt ein junges Paar in Krise zu mir in die Supervision. Beide vorgestellten Partner experimentieren mit Außenbeziehungen. Sie haben ein gemeinsames Kind, dem sie ihre Spannungen nicht zumuten wollen, berichten sie. Darum seien sie in Therapie gekommen. Fein!, sage ich, und schlage dem Kollegen vor, dass er mit dem Paar zusammen Szenarien entwirft, die ihre Anliegen in die Wirklichkeit übersetzen – als Entscheidungshilfen und vorläufige Lösungsmöglichkeiten. Der junge Therapeut, offensichtlich unter dem Eindruck konstruktivistischer Denkweisen, welche Optionen jenseits von bürgerlicher Moral eröffnen sollten, und angetan von der Idee, dass gute Therapie mit der Demolierung hergebrachter Werte einhergeht, schreit mich an: „*Aber ich lasse mich doch nicht instrumentalisieren von diesen Leuten!*"

2) *Ein zweites Beispiel technokratischer Sprachregelung*: Eine Kollegin schreibt im Protokoll zu einer Weiterbildungseinheit: „Es muss noch daran gearbeitet werden, wie die *Operationen der Beobachter* beim therapeutischen Prozess ausgefeilt werden können." Dass mir schlecht wird bei solcher technokratisch-wissenschaftlichen Sprache (die sich auf Psychologie als Naturwissenschaft bezieht) sowie bei distanzierenden Kontrollansprüchen gegenüber Menschen, die unser Verstehen brauchen, dürfte klar sein. Die Chefredaktorin der Zeitschrift *Family Process*, Evan Imber-Black in New York, hat bei einer Sitzung des Board of Editors (Mai 2006) vorgeschlagen, dass wir auf technokratische Sprachregelungen verzichten und Wörter wie „operieren" aus unserem Repertoire streichen und sie durch *präzise Ausdrücke* aus der Alltagssprache ersetzen.

Durch die fraglose Anlehnung an naturwissenschaftliche Konzepte – siehe „Operationen der Beobachter" – ist unserem Fachgebiet einiges verlorengegangen. Weil Sprache Wirklichkeit nicht einfach abbildet, sondern erzeugt, brauchen wir in der Praxis der Paar- und Familientherapie keine im Labor ausgebildeten Wissenschafter, sondern Praktiker, die wissen, dass Heilung über Sprache in menschlichen Beziehungen erzeugt wird, und entsprechend handeln (Lown 1996, S. 140). Ich bin überzeugt, dass in systemischen Therapiekonzepten *die verlorene Kunst des Heilens* (so der Titel von Lown 1996) wieder eingeführt wird durch jene, welche *Kunst und Wissenschaft* als Aspekte erfolgreicher Heilungsprozesse miteinander verbinden.

Der Trend der systemischen Therapie – wie auch anderer Therapieformen –, gewisse Ergebnisse der *Hirnforschung* in ihr Repertoire aufzunehmen (Hüther 2006), ist bemerkenswert. Dazu Hüther:

> „Das Gehirn, so lautet die vielleicht wichtigste Erkenntnis der Hirnforscher, lernt immer, und es lernt das am besten, was einem Heranwachsenden hilft, sich in der Welt, in die er hineinwächst, zurechtzufinden und die Probleme zu lösen, die sich dort und dabei ergeben. Das Gehirn ist also nicht zum Auswendiglernen von Sachverhalten, sondern zum Lösen von Problemen optimiert. Und da fast alles, was ein heranwachsender Mensch lernen kann, innerhalb des sozialen Gefüges und des jeweiligen Kulturkreises direkt oder indirekt von anderen Menschen ‚bezogen wird' und der Gestaltung der Beziehung zu anderen Menschen ‚dient', wird das Gehirn auch nicht in erster Line als Denk-, sondern als Sozialorgan gebraucht und entsprechend strukturiert.
>
> Aber das, worauf es wirklich ankommt, damit dieser komplizierte Entwicklungsprozess im Gehirn möglichst vieler Kinder gelingt, können Hirnforscher *nicht*: Sie können die Verhältnisse, die Beziehungsprobleme und die Rahmenbedingungen nicht ändern, unter denen Kinder in unserer gegenwärtigen Gesellschaft aufwachsen."

In anderen Worten: Die brave Anpassung an die wissenschaftliche Hirnforschung aus dem Labor durch Therapeutinnen und Therapeuten leistet wenig für unsere alltägliche Arbeit mit Paaren, wenn wir nicht fähig sind, auf die *Rahmenbedingungen* Einfluss zu nehmen, unter denen Paare leiden.

Trost in diesem Dilemma finde ich – wie so oft! – bei den Dichtern. Unter dem Titel *Philologische Derwischtänze* schreibt Ingeborg Harms in der *Frankfurter Allgemeinen Zeitung* vom 6. Mai 2006 in kritischer Distanz zu technokratischen Kontrollversuchen mit Hinweis auf Peter von Matts Lust an der diabolischen Dichtart:

> „Man glaubt, ihn förmlich die Hände reiben zu sehen, sobald ein echter Schurke um die Ecke kommt. Er versetzt sich mit offenen Augen hinein in das Böse ... Peter von Matt hat Temperament, und das spiegelt sich in einer Sprache, die einfühlsam, prägnant und kämpferisch ist."

Kein rein formales Geschäft also, diese Sprache! Leidenschaft und Lust an Vieldeutigkeit sind gefragt. In Bezug auf Literatur lautet von Matts Aussage:

> „Denn Literatur ist nun einmal eine Veranstaltung, in der es um Leben und Tod geht, sonst taugt sie nichts, sonst fehlt ihr der Nährwert, sonst ist sie gar nicht vonnöten."

Ersetzen Sie den Begriff „Literatur" durch „Therapie", und Sie wissen, warum ich so wenig halte von sogenannten wissenschaftlichen, staubtrockenen Definitionen, wenn es um Liebe, ihr Elend und ihre Wonnen geht!

Anleitungen aus der Forschung

Die *Anleitungen aus der Paarforschung* für den therapeutischen Umgang bei frühen Bindungsstörungen (siehe das ganze Heft 4 von *Family Process* 2005) sehen ein *intensives emotionales Engagement* durch Therapeut oder Therapeutin vor. Gleichzeitig werden Therapeuten davor gewarnt, bei der Erhebung der jeweiligen Familiengeschichten emotional *allzu intensiv* vorzugehen. Zeiten der Ruhe zwischen engagiertem Nachfragen und hoher emotionaler Präsenz durch Therapeutin oder Therapeut werden für solche Situationen empfohlen. Die Orientierung an den Familiengeschichten beider Partner kann das Verständnis für ihre momentane Befindlichkeit vertiefen und ihnen die Gelassenheit geben, sich jetzt ohne eindringende Fragen von außen der eigenen Geschichte zuzuwenden.

Gut erforscht sind auch Klientenreaktionen auf das *Geschlecht* von Therapeut oder Therapeutin. Es werden in einer emotional fokussierten Paartherapie *zwei klinische Interventionen* genannt, die im Zusammenhang mit dem Geschlecht wirksam sein können:

1) Schon zu Beginn einer Paartherapie soll gefragt werden, wie sich die Einstellung des einen und des anderen Partners auf das Thema *Geschlecht von Therapeut oder Therapeutin* auswirkt und ob die jeweilige Konfiguration einen Unterschied ausmacht bezüglich der Art, wie heikle Themen in der Therapie diskutiert werden können.
2) Es ist sinnvoll, wenn der Therapeut bzw. die Therapeutin von sich aus eigene „gender-abhängige" Vorurteile äußert, vor allem, was Menschen des eigenen Geschlechts betrifft. Der Wunsch nach „Gender-Solidarität" (Frau mit Frau und Mann mit Mann) wird manchmal von Paaren unreflektiert an den Therapeuten oder die Therapeutin delegiert und von diesen ebenso fraglos erfüllt.

Vorexistierende Bindungserfahrungen

Die Anerkennung der Rolle von *Loyalität* und von individueller *Geschichte* hinsichtlich *Bindung* in der Herkunftsfamilie kann in Paartherapien zu nützlichen Erkenntnissen führen, welche den therapeutischen Prozess positiv beeinflussen. Das therapeutische Bündnis wird erleichtert, wenn Paare in Therapie kommen, die gute vorexistierende Bindungserfahrungen haben. Eine solche Erfahrung, die oft in der Ursprungsfamilie gemacht wurde, kann natürlich die Entwicklung einer *Allianz* erleichtern, wenn sie jetzt in die Beziehung zu Therapeutin oder Therapeuten überführt wird. Dabei, und da scheinen sich alle Forscher zum Thema Bindung einig, ist die Entwicklung eines therapeutischen Bündnisses mit mehr als einer Person wesentlich komplexer als in Einzeltherapien. Wer fragt, wieso relativ wenige Kollegen sich fit machen für Paartherapie, wird um das Thema der *größeren Komplexität* der Arbeit mit Paaren nicht herumkommen. Sie stellt hohe Ansprüche an die emotionale Stabilität und die geistige Beweglichkeit von Therapeuten.

Metastabilisierung des paartherapeutischen Prozesses

Die emotionale Rahmung des Prozesses geschieht in jedem Gespräch mit dem Paar – und auch mit den einzelnen Partnern – immer wieder neu. Maßgeschneidertes Handeln ist Voraussetzung für diesen Prozess. Ähnlich wie Eltern mit ihren Kindern sicher und bezogen umgehen, wenn diese in einer instabilen Lebensphase Halt brauchen, ohne dass sie von den Eltern eingeengt werden, stellen erfahrene Therapeutinnen ihren Klienten einen soliden Beziehungsrahmen zur Verfügung. Ein instabiles System im Wandel, hier das Paar im kritischen Übergang zu einer anderen Beziehungsform, wird sicher gerahmt von der Therapeutin oder dem Therapeuten, die oder der den Prozess mit langem Atem begleitet.

Für die sogenannte Metastabilisierung eines Paares in Krise ist es sinnvoll, wenn in der therapeutischen Dreierkonstellation ein *emotionaler Einklang* entsteht, der sich zum Beispiel in freundlichen Blicken und Anteilnahme sowie in gemeinsamer Affektabstimmung als grundlegendes Wohlwollen zeigt, das von der Therapeutin ausgestrahlt und dann von beiden Partnern übernommen wird.

Stressreduktion ist mir besonders zu Anfang von Paartherapien wichtig. Ich denke immer daran, welche Hürden ein Paar überwinden muss, um eine Situation aufzusuchen, in welcher die beiden sich einem unbekannten Menschen gegenüber öffnen und vielleicht aufgrund möglicher Abwertung durch ihre Bezugsperson einen Gesichtsverlust erleiden. Darum will ich beiden mit Offenheit und Respekt begegnen. Das heißt jedoch nicht, dass mir eine Situation leichtfällt, bei welcher der eine oder der andere mich um jeden Preis auf seine Seite zu ziehen versucht und damit eine asymmetrische Stimmung erzeugt. Es gibt viele Strategien zu Erreichung dieses Ziels: das bockige Schweigen und die Blicke zum Fenster hinaus – nicht selten bei Männern – oder das erregte Erzählen der Missetaten des Partners in anklagendem Ton – nicht selten bei Frauen. Solche „Wir-zwei-gegen-den-Dritten"-Bündnisangebote können subtil sein. Als mir kürzlich ein Psychotherapeut nach dem ersten paartherapeutischen Gespräch mit seiner Frau aus einem Handbuch zur „Kollusion" von Paaren per Post die Diagnose einer hochgradig gestörten Paarkonstellation zustellte, bei welcher die Frau weit schlechter als der Mann davonkam, brachte ich in der nächsten Sitzung das Thema „therapeutisches Dreieck" auf den Tisch und stellte meine Spielregeln klar, wonach ich in Therapien *beiden* Partnern gerecht werden wolle. Der Mann hatte darauf einen Wutausbruch und hielt mir fehlende Professionalität vor. Statt Stress zu vermindern, hatte ich diesen für ihn offensichtlich erhöht. Ich weiß noch nicht, ob aus dieser kürzlichen Erfahrung ein gerechteres Arbeitsbündnis resultiert. Aber ich weiß, dass mir bei der vorgegebenen Asymmetrie auf Dauer keine gute Zusammenarbeit möglich gewesen wäre.

Die Person von Paartherapeut oder Paartherapeutin

Mit dem obigen Beispiel komme ich zu einem Thema, das in der Literatur zur Paartherapie eher wenig Raum hat. Ich habe Fachbuch um Fachbuch mit der Frage durchforstet, wie die Autorin oder der Autor sich zum Thema des professionellen Dritten in Paartherapien stellt, und wenig Material gefunden. Offensichtlich erlangen wir Hinweise zu der Wirksamkeit von Therapeutin oder Therapeut am besten unter dem Aspekt des Heilungsprozesses. Die weitestgehende Übereinstimmung unter Kollegen, die dieses Thema erforscht haben, ist, dass Psychotherapie eine *Kunst* sei, in der man sich durch Übung und Supervision verbessern könne (Lown 1996).

Eine wichtige Definition von Person und Rolle in der Psychotherapie macht Frank (1981, S. 260 ff.). Er geht von den „3 R" des Helfens aus, dies sind:

a) eine *r*ollendefinierte helfende Beziehung
b) eine *R*ationale bzw. Metapher für den Prozess des Wandels
c) ein *R*itual (oder ein Ritus), welches wirksames therapeutisches Vorgehen markiert und es abgrenzt von Alltagshandeln.

Übereinstimmend erzählen mir alle ehemalige Patienten, welche von erlebter therapeutischer Wirksamkeit berichten, dass ihre wichtigste Erfahrung die *Begegnung* mit einem Therapeuten war, welcher sich emotional eingelassen hat auf sie, ähnlich wie ein guter Hausarzt sich auf seine Patienten einlässt und ihnen über den Tag hinaus verbunden bleibt.

Eine wirksame Metapher guter Therapie (Mahoney 1991, p. 349) ist das Lehren und Lernen von Grundfähigkeiten der Lebensbewältigung. Die Metapher des „verletzten Heilers" (ebd., p. 350) kann bei Paartherapeuten eine gewisse Rolle spielen. Es handelt sich um die Idee, dass nur Menschen, die selber verletzbar sind und in Beziehungen verletzt wurden, gute Heiler seien. Ich finde die Idee gut, aber zweischneidig. Wenn persönliche Verletzungen als Machtquellen für Heilungsprozesse benutzt werden, ist die Metapher des verletzen Heilers fragwürdig. Die Frage ist, wie eigene Verletzungen dazu beitragen können, Menschen in ihren regressiven Tendenzen zu unterstützen und ihnen *gleichzeitig* die Hoffnung zu vermitteln, dass sie ihr Leben in progressiver Weise beeinflussen können. Wichtig scheint mir die Erkenntnis, dass die Situation von „Heilern" beim Umgang mit Paaren komplizierter ist als beim Umgang mit Einzelnen.

Heilen im therapeutischen Dialog

Verstehen und Verstandenwerden sind ein wesentlicher Teil einer Heilungserfahrung in einem therapeutischen Netz. Der „offene Dialog", wie er von vielen Autoren vertreten wird, dient dabei dem heilenden Prozess des Verstehens. Verstehen hat in dieser Sicht aber nicht allein mit differenzierter Wahrnehmung des Bestehenden zu tun, sondern mit der Eröffnung neuer Sinn- und Handlungsweisen. Es geht beim Verstehen darum, dass Therapeuten Menschen in Krisen zu verstehen suchen, aber dies nicht nur einmal, sondern während eines ganzen Heilungsprozesses als *Ansprechpartner* für sie vorhanden sind und über eigene Emotionen auch das wahrnehmen, was noch nicht ausgesprochen wurde. Je intensiver die Erfahrung der Begegnung zwischen Patienten und ihrem Helfernetzwerk ist, desto besser die Heilungschancen. Wichtig scheint mir, dass bei dieser Form dialogischer Therapie die *Emotionen der Helfer* das Gespräch leiten. *Der innere Dialog mit mir selber* als Therapeutin ermöglicht mir Verstehen über Logik hinaus. Ich bin auf diese Weise offen für das, was an halbausgedrückten Gedanken ankommt, und muss nicht präzis nachfragen, weil ich an den affektiven Zwischentönen interessiert bin. Die Verbindung von Affekt mit Logik, wie Ciompi (1982) das mit dem Begriff der *Affektlogik* meint, erweitert unser Fühlen und Denken in der Begegnung um das evolutionäre Programm des Menschen, indem es über die gesprochene Sprache hinaus zur *Verbindung von Logik und Gefühlen* führt. Levold (2004, S. 41) beschreibt die „Therapeutenpersönlichkeit" als eine Verbindung zwischen Rolle und Identität oder zwischen der öffentlichen und der privaten Person – eine hilfreiche Definition. Auch der zitierte Lown (1996), der sich mit der verlorenen Kunst des Heilens in der Medizin befasst, plädiert für eine Medizin bzw. Therapie „mit menschlichem Antlitz".

Meine eigene Erfahrung als „Heilerin" von Paaren in Therapie

Ich habe gelernt, dass ich zuerst einfach offen zuhöre und zu verstehen suche, was beide Partner mir erzählen. Und dass ich ihnen Zeit lasse und die Anliegen eines jeden erfrage, statt bereits gemeinsame „Aufträge" zu verhandeln. Die Idee von Therapieaufträgen finde ich ohnehin eine fragwürdig-kommerzialisierte Definition der therapeutischen Beziehung, besonders wenn sie verbunden wird mit dem Begriff von Paaren als „Kunden". Ich gehe bei Paaren immer davon aus, dass ihnen im Moment höchstens eine *divergierende* Darstellung ihrer Probleme möglich ist, und verlange keinesfalls einen gemeinsamen Nenner!

Wer eines meiner Erstgespräche auf Video sieht – wenn immer möglich, nehme ich es auf, damit ich es anschließend in Ruhe anschauen kann, was natürlich die Einwilligung des Paares voraussetzt –, mag sich langweilen, weil ich die Menschen mit langem Atem begleite und keine raschen Deutungen ihrer Motive anstrebe. Die Beschreibung ihrer Anliegen ergibt sich aus der Art, wie die beiden miteinander und mit mir reden. Dabei gibt es bei mir keine artifiziellen Anleitungen wie: „Reden Sie jetzt *miteinander* über Ihre Anliegen!" Im Gegenteil! Ich fände es unhöflich, Paaren zu bedeuten, dass ich nicht bereit bin, ihre je einmaligen Geschichten zu ihren Themen von jedem direkt zu hören.

Meine Haltung von Gelassenheit und Neugier, wie ich sie bei Milton Erickson gelernt habe, hat hypnotherapeutische Wurzeln. Er hat mir beigebracht, dass ich auch bei heftigen Attacken der Partner untereinander nie heroisch mit dem Bau einer Staumauer den Wildbach aufhalten sollte, sondern erst einmal seine Bewegungen beobachten und kleine Nebenflüsse in eine neue Richtung eröffnen. Das kann so lauten: „Ich verstehe noch nicht alles, was Sie mir sagen wollen. Aber vielleicht sind Sie bereit, einen kleinen Versuch in eine Richtung zu machen, die Sie noch nicht kennen." Auf diese Weise lässt sich vielleicht ein kleiner Nebenfluss öffnen.

Paare in Therapie fordern unsere menschlichen und professionellen Fähigkeiten zur Balancierung von Nähe und Distanz in besonderer Weise heraus. Unsere eigenen Lebensthemen, zum Beispiel die Angst vor Versagen, können dazu führen, dass wir uns lieber in Distanz halten oder vorschnelle Lösungsvorschläge machen, die eher mit unserem eigenen Streben nach Erfolg als mit den Anliegen von Klienten zu tun haben.

Fast alles, was ich als Paartherapeutin gut kann, habe ich in *Fallsupervisionen* gelernt. Wenn ein Paar mir dankt für die Sicherheit, die ich ihm vermittle, drehe ich mich im Geist nach hinten oder auf die Seite und danke den guten Seelen, die mich über Jahrzehnte durch Stürme begleitet und mich getröstet haben, wenn ich keine einfache Antwort auf schwierige Fragen fand. Ein Satz in einer E-Mail nach einem Erstgespräch wie: „Meine Frau und ich haben Ihre Energie, Ihre Erfahrung und Ihr Einfühlungsvermögen gespürt und freuen uns, dass Sie konstruktiv bei unserem Heilungsprozess mitwirken wollen", kann mich beflügeln und auch besänftigen.

Meine Wünsche an Kolleginnen und Kollegen

Es gibt fünf Dinge, die ich Paartherapeutinnen und -therapeuten auf ihrem Weg wünsche:

1. Bei aller Anstrengung, „neutral“ zu bleiben, hilft es zu wissen, dass wir nicht aus einer Außenperspektive Einfluss auf Menschen nehmen können, sondern nur, indem wir uns auf sie einlassen und *vorübergehend Teil ihres Lebens werden.* Das geht gegen die „klassische systemtheoretische Sicht von Neutralität oder Kybernetik der 1. Ordnung“ (Kriz 1997, S. 54), welche menschliche Interaktionen als technische Regelkreise definiert, wobei Therapeuten an „Reglern“ drehen, um das System in die richtige Ordnung zu bringen. Die Gegenbewegung, wie Kriz sie beschreibt, die „personenzentrierte Psychotherapie“, lenkt den Blick auf die *inneren* Bilder der Handelnden und auf die biographischen und persönlichen Muster, die sie anleiten. Diese *Kybernetik 2. Ordnung* ermöglicht die Sicht und das therapeutische Handeln von außen nach innen und gibt der einzelnen Person (dem einzelnen Akteur) einen einmaligen Sinn. Im Bewusstsein von Therapeuten entsteht dadurch ein Verständnis für den Einzelnen *und* das Paar, „indem Sinndeutungen, verwoben zu Geschichten, so etwas wie Realität aufbauen, wobei Therapeuten in die Geschichten und die Veränderungen eingewoben sind“ (ebd.). Damit sind wir zurück bei unserem Konzept der therapeutischen Begegnung und unserem Anliegen, das Alte durch Neues zu ersetzen – selbst wenn damit Zeiten von Chaos und Angst verbunden sind, bis ein Fächer neuer Möglichkeiten sich öffnet.
2. *Kunst* als dritte Dimension neben Wissen und Können ist ein wesentliches Merkmal guter Paartherapie. Zur Kunst gehören der fantasievolle Umgang mit Intimität im Sinne von Erkennen und Erkanntwerden und das mutige Sicheinlassen

und Teilwerden, ohne dass man so tut, als ob man die Menschen bereits kennte. Unserem Buch zum Meilener Konzept (Welter-Enderlin u. Hildenbrand 1996/2004b) haben wir ein Zitat des schweizerischen Dichters Robert Walser vorangestellt, das zu dieser Haltung passt: „Niemand ist berechtigt, sich mir gegenüber so zu benehmen, als kennte er mich."

Wenn Paare selber ihre Fremdheit mit einem „Tun, als ob sie sich kennten" zu überwinden suchen, sind sie meist auf dem Holzweg: Wo ursprünglich ihre Lust am Zusammenkommen darin bestand, Unterschiede zwischen ihnen zu erkennen und zu lieben, kann diese Lust durch den *Anspruch auf Gleichheit* oder „sich kennen" abgetötet werden.

Die Verbindung von Bewahren und Verändern (Hildenbrand 2006), wie sie zu jeder lebendigen Beziehung gehört, bewirkt, dass der laufende Balanceakt zwischen den beiden Polen Nähe und Distanz zur Kunst der Paartherapie wird. Das bedeutet, nicht sofort als einzige Option eine Scheidung an die Wand zu malen, wenn der Balanceakt zu sehr ins Wanken kommt!

3. Wir sollten damit rechnen, dass selten oder nie beide Partner die gleichen Gefühle haben oder dieselben Anliegen verfolgen. Das heißt, auch die besten Paartherapeuten riskieren, dass einer der Partner sich auf Kosten des anderen in ein therapeutisches Bündnis einlässt und jenen ausgrenzt. Damit eskaliert die Auseinandersetzung zwischen den beiden, und im schlimmsten Fall stehen wir als Therapeuten verwirrt daneben. Im Falle fehlender therapeutischer Strukturen und Beziehungsregeln fühlt sich der Therapeut so lang überfahren, bis sie oder er die Gnade gegenüber sich selbst hat, *aktiv zu intervenieren* und die Anliegen beider wieder ins Zentrum zu rücken. Nach meiner Erfahrung bewährt sich in solchen Situationen die Eröffnung eines weiten Horizontes auf

das hin, was ein Paar schon erreicht hat, sowie die Ankoppelung an ihrer beider individuelle und gemeinsame *Lebensthemen* (Papp u. Imber-Black 1996). Das vermittelt ihnen die Botschaft, dass beide in ihrem Leben „Vorgegebenes“ haben, welches sie nicht selber wählen konnten, und dass in dieser Hinsicht beide voneinander liebevolle Großzügigkeit erwarten dürfen.

4. Der freundliche Umgang mit uns selber: Ich weiß, dass ich mit dem Thema, wie wir mit uns selber als Menschen und als Therapeuten umgehen, eine Frage anschneide, die kaum rasche Antworten zulässt. Im Gegenteil. Es gibt eine gewisse Gnadenlosigkeit unter Kollegen und Studierenden, verbunden mit sehr hohen Leistungsansprüchen, der ich manchmal selber erliege. Es kommt vor, dass ich mich nach einer Stunde schäme über meine Ungeduld einer Frau oder einem Mann gegenüber, die sich in ihrer gegenseitigen Enttäuschung gegeneinander giftig-abwertend verhalten. Es kommt auch vor, dass ich vorschnell frage, ob sie sich eine Trennung vorstellen könnten, und beim einen oder anderen auf vorwurfsvolle Ablehnung stoße, weil ich offenbar ein bestehendes Tabu nicht beachtet habe. Wenn es stimmt, was Beobachter konstruktiven therapeutischen Vorgehens betonen (vgl. etwa Frank 1992, S. 276), dass unser wichtigstes Instrument unsere Offenheit und Begeisterungsfähigkeit sei, kann eigene oder kollegiale Gnadenlosigkeit eine Katastrophe sein.
5. Das, was meine amerikanischen Kollegen mit dem in New York gebräuchlichen jiddischen Begriff „shmoozing“ bezeichnen und was hierzulande etwas mühselig als die zu lange ignorierte „Liebe“ wiedereingeführt wird in die Arbeit mit Paaren, scheint ein Anliegen zu sein, das wir als Therapeuten dringend brauchen. Von Freud wird gesagt, dass er sich nicht vorstellen konnte, einen Patienten zu analysieren, der keinerlei menschliche Sympathie in ihm weckte. Ich sehe

es umgekehrt. Wenn ich mich mit Interesse und Anteilnahme auf die Geschichten, Lebensmottos und bildhaften Äußerungen von Menschen in Therapie einlasse, fällt es mir schwer, sie nicht gern zu bekommen!

6. Typische Themen einer Paartherapie

Es erstaunt mich immer wieder, wie oft Paare Probleme formulieren, die bei allen Unterschieden ihrer Altersstufe und ihres Milieus einander ähnlich sind. Mein Buch *Paare – Leidenschaft und lange Weile* (1992/2003), das sich auf drei Dutzend intensiv befragter Paare bezog, hat in den ersten Jahren nach seinem Erscheinen Leserbriefe aus unterschiedlichen Generationen, Milieus und Kulturen hervorgebracht. Bei allen Unterschieden, mit denen sie sich zeigten, und bei allem Unglück, das ich manchmal zwischen den Zeilen las, ist mir aufgefallen, wie sehr die Schreibenden sich in kritischen Situationen Verständnis und Unterstützung von mir erhofften. Ein Kernstück dieses erhofften Verstehens liegt darin, dass ich nach der Erfahrung in der eigenen langen Ehe und der therapeutischen Begegnung mit Hunderten von Paaren im Lauf von über 30 Jahren Praxis einen tiefen Respekt für den Mut heterosexueller wie auch homosexueller Paare habe, ihr Leben miteinander loyal und tolerant zu gestalten und einander auch bei einer möglichen Trennung Anerkennung für das zu geben, was sie füreinander getan haben, um – bei aller Traurigkeit – einander und ihren Kindern zugewandt zu bleiben.

Es gibt ein paar *typische Themen* von Paaren und in Paartherapie, ohne deren Kenntnis meine Arbeit schwierig wäre. Es sind folgende:

1) Balanceakt zwischen Autonomie und Bindung.
2) Intimität, Sexualität, Treue und Untreue.
3) Ein wichtiges Thema sind Kinder oder die Entscheidung, kinderlos zusammen zu leben.

4) Alle diese Perspektiven haben mit den Geschlechtervorstellungen und Familienbildern von Frau und Mann, auch von gleichgeschlechtlichen Partnern zu tun, wobei besonders das Thema der Verteilung von Rechten und Pflichten, also der Machtverhältnisse, ins Zentrum rückt.
5) Ich gebe darum dem Thema Trennung und Scheidung selbstverständlich Raum, da es als mögliche Lösung über jeder Therapie von Paaren hängt: in der Form von Angst oder erhoffter Erleichterung, je nach Situation. Paartherapeutinnen und Paartherapeuten sind von dieser Möglichkeit „zeitgenössischer" Paare besonders betroffen und haben sich ihr zu stellen.

Ich beginne mit einem grundsätzlichen Aspekt jeder länger dauernden Beziehung, es ist:

Autonomie und Bindung – Der Balanceakt zwischen Sehnsucht nach Geborgenheit und Verbindlichkeit und dem gleichzeitigen Bedürfnis nach Selbstbestimmung

Wurzeln vermitteln einen festen Boden, der uns Halt gibt. Gleichzeitig brauchen wir *Flügel*, die uns über den Boden hinaus in die Helligkeit tragen. Die meisten von uns haben eine tiefe Sehnsucht nach beidem, Wurzeln und Flügeln. Das Bedürfnis nach Bindung, Zugehörigkeit und Geborgenheit einerseits und nach Freiheit, Unabhängigkeit und Selbstbestimmung andererseits – diese beiden Anliegen in einer Paarbeziehung wie im individuellen Leben in Einklang zu bringen ist gar nicht einfach. Autonomie und Bindung sind an sich noch kein Widerspruch. Reife Bindung ist ohne Autonomie nicht möglich. Und Autonomie ohne Bindung schwächt bei Paaren schnell einmal den sicheren Boden, nach dem sie sich sehnen. Die Balance zwischen beiden Polen immer wieder zu finden scheint jedoch eine schwierige Aufgabe für die meisten zu sein.

Jedes Leben beginnt am Pol der Bindung, als Kind bei Mutter, Vater oder einer anderen zuverlässigen Bezugsperson. Aus solchen Bindungen, besonders wenn sie zur Verstrickung werden, muss das heranwachsende Kind sich lösen und manchmal freikämpfen, um eigenständige Beziehungen einzugehen. Autonomie, das sichere ICH, und Bindung, das Vertrauen in das DU, können im Laufe der Entwicklung in Gegensatz zueinander geraten, weil die Reifung des Erwachsenwerdens mit dem chronologischen Alter nicht unbedingt übereinstimmt. Die fehlende Balancierung der beiden Pole ist denn auch der Stoff, aus dem viele Konflikte beim Paar und in der Paartherapie gemacht sind. Wer als Therapeut ohne Blicke in die einmalige Entwicklung der beiden Partner auf schnelle Lösungen drängt, überhört leicht die „Melodien“ aus ihren Geschichten, zu denen sie noch immer tanzen. Das in Kapitel 3 zitierte Beispiel „Ferien an der Ostsee“ gehört zu diesem Thema.

Junge Paare *ohne Kinder* schaffen es relativ gut, die Pole zwischen ICH und DU zu balancieren. Ihr Paarmodell wird dabei dem ihrer Eltern manchmal ähnlicher, als sie es ursprünglich wollten. Das gelingt ihnen meistens bis zur Geburt des ersten Kindes. Aber dann holen frühere ungelöste Probleme die beiden nicht selten ein und machen ihnen das Leben schwer.

In ebendiesem Augenblick kommt bei mir eine E-Mail mit folgendem Anliegen herein: „Über eine Freundin geraten wir an Sie. Mein Mann und ich brauchen dringend eine Paartherapie. Wir sind Mitte 30, seit acht Jahren ein Paar, haben vor zwei Jahren geheiratet und sind Eltern eines neunmonatigen Kindes, eines wunderbaren Sohnes. Aber die Probleme, die uns seit Beginn unserer Beziehung belasten, sind aktueller als je. Wir versuchen gleichzeitig, uns in der Elternrolle zurechtzufinden und vieles anders zu machen als unsere eigenen, mittlerweile getrennten Eltern. Wir sind jedoch in einer deprimierenden Lage, die wir mit Ihrer Hilfe lösen möchten. Gerne erwarten wir Ihre Antwort.“

Natürlich werde ich Zeit finden für die beiden bzw. alle drei, nicht zuletzt, weil mir der kleine Junge am Herzen liegt. Die Erfahrung, dass die ersten sieben Jahre von Paaren so krisenanfällig sind, dass die Scheidungsrate in die Höhe schnellt, lässt mich nicht kalt.

Paare sind bei der Ausbalancierung von Autonomie und Bindung mit ihren je *eigenen Geschichten*, aber auch mit *strukturellen Bedingungen* konfrontiert, über die wir als ihre Berater uns kundig machen müssen. Das Bild von der Frau, die sich über die Familien- und Mutterrolle definiert, und vom Mann, der sich vor allem als Mitglied einer Unternehmung sieht, die ihm bitte einen guten Aufstieg ermöglichen soll, für den er sich bereitwillig einsetzt, wie die Firma es von ihm erwartet, wird in der beschriebenen Situation wieder lebendig. Die hergebrachten Bilder setzen eine Frau voraus, die hauptsächlich zu Hause ist und ihrem Partner den Rücken freihält, selbst wenn sie eine gleich gute Ausbildung und gleich viel Berufserfahrung hat wie ihr Mann. In dieser Situation dienen die alten Rollenbilder als Kompass für alltägliches Handeln, und ich verstehe, wie leicht zwei Menschen da hineinrutschen. Vor der Elternschaft hatten beide *eigene Räume* im konkreten wie im übertragenen Sinn. Jetzt ist der überarbeitete Mann häufig erschöpft und erholt sich zum Beispiel außerhalb der Familie bei Hobbys. Seine Frau umsorgt ihn, bis sie nicht mehr kann, wie die erwähnte E-Mail-Anfrage andeutet, und gibt dabei den Wunsch nach eigenem Raum auf.

Das Beispiel erinnert mich an die wieder aktuellen „Schieflagen" im Verhältnis von Frau und Mann, die den Handlungsfreiraum beider in erschreckender Weise einengen. Das Schlimmste, was ihnen da passieren kann, ist die Psychologisierung ihrer Situation durch sie selber oder durch Eltern und Freunde, nicht zuletzt auch durch Paarberater, zum Beispiel in Form von Dauerreflexion der Paarbeziehung und entsprechenden Schuldzuweisungen. Hergebrachte Mutterideologien der Frauen oder die Angst der Männer, sich ihren Vorgesetzten oder Kollegen gegenüber mit geradem Rücken abzugrenzen und ihre Frauen zu unterstützen, erschweren solche Situationen.

Meine Erfahrung ist, dass in dieser Lage die unerledigten Geschichten und Vermächtnisse aus den *Herkunftsfamilien* auf den Tisch gehören. Nicht, um neue Sündenböcke zu erzeugen, sondern als Grundlage für Verstehen im therapeutischen Dreieck. Die Frage ist ja, was das Leben den beiden vorgegeben hat, und was sie in dieser kritischen Lage nun daraus machen. Durch einen solchen Prozess des Erkennens werden vermutlich nicht alle Probleme rasch gelöst. Aber im besten Fall können daraus eine Kooperationsbereitschaft und ein Verständnis wachsen, welche zwischen Bindung und Autonomie einen besseren Ausgleich ermöglichen.

Inzwischen habe ich das junge Paar mit dem neun Monate alten Kind zum ersten Mal gesehen. Ihre gemeinsame Klage ist, dass sie wie Bruder und Schwester leben – ohne Zärtlichkeit und ohne Sexualität. Während der Kleine am Boden spielt, höre ich die unterschiedlichen Geschichten von Frau und Mann und bin nun erst recht motiviert, ihnen beim Eröffnen lustvoller Möglichkeiten behilflich zu sein. Die Frau, 33, eine Bauerntochter aus den Voralpen, steht nach 17 Jahren noch unter dem Schock des Selbstmordes ihres Vaters. In der Nacht, bevor sein Vieh weggeführt wurde, weil der Hof in Konkurs geraten war, hängte er sich an einem Balken im Heustall auf. „Aus Scham redeten wir nie davon", erzählt sie, „und ich habe den Kummer seit Jahren in mich hineingewürgt. Ich war 16, als es geschah." Hilflos sitzt ihr Mann daneben und sagt: „Ich habe Angst um meine Frau und um unseren Sohn. Ich befürchte, wenn diese Erfahrung nicht eingebaut wird in unser Leben, schlägt das Schicksal nochmals zu. Helfen Sie uns, einen besseren Weg zu finden."

Am Schluss des Erstgespräches, als ich den beiden verspreche, ihnen im Umgang mit den gegenwärtigen Anforderungen und mit dem traumatischen Erlebnis des Selbstmordes des Vaters der Frau Unterstützung zu geben und dabei einen „langen Atem" zu bewahren, wird der vorher aufgeregte Bub ruhig und lächelt mich an.

Intimität, Sexualität und Affären

In der Paartherapie sehen wir häufiger Menschen aus urbanen als aus ländlichen Milieus. Sie sind es gewohnt, über ihre Beziehung zu reflektieren. Sie sind offen für den „Zeitgeist“, wie er von Psychologen und Journalisten dargestellt wird. Die sogenannte Last mit der Lust ist ein Dauerbrenner in den Medien und mündet bei modernen Paaren manchmal in großes Jammern: „Ich bin wieder depri“, sagt ein 40-jähriger Mann, „weil sie nicht mit mir schläft.“ Und: „Ich mag nicht den ganzen Beziehungsballast allein tragen“, sagt seine Frau, „also ziehe ich mich ganz von ihm zurück.“ Männer reden mit Frauen, damit diese mit ihnen schlafen, und Frauen schlafen mit Männern, damit diese mit ihnen reden, beschreibt ein amerikanischer Romanautor diese Situation (McInerny 1992, p. 56).

„Intimität“ (das Wort stammt wohl vom französischen *intimité*, dieses geht wohl wiederum zurück auf lateinisch *intimus* = „innigst, vertrautest“, vgl. z. B. Duden, Band 7, *Herkunftswörterbuch*) heißt im therapeutischen Alltagsverstehen Erkennen-und-erkannt-Werden. Dieses Erkennen meint die Ähnlichkeit, aber auch die Unterschiedlichkeit des anderen. Das Erkennen der Unterschiede ist eine gute Voraussetzung für Sexualität, solange auch die persönliche Begegnung der beiden mit Lust *und* bezogener Aggressivität jedes Einzelnen Platz hat. Dadurch wird zähe, stumme Feindseligkeit vermieden. Intimität ist also nicht gleichbedeutend mit Sexualität, wie es im Volksmund heißt, wenn gesagt wird, zwei seien „intim“ miteinander. Intimität bedeutet sowohl Verwurzelung in einer Beziehung als auch die Möglichkeit, als zwei starke Ich daraus hervorzutreten und sich abzugrenzen.

Leidenschaft und lange Weile bei Paaren in Therapie

Es gibt Hinweise aus Praxis und Forschung, dass etwa zwei Drittel aller Paare häufig oder gelegentlich unter „Appetenzstörungen" leiden, also keine Lust auf Sexualität haben. Auf dem Hintergrund des hergebrachten Mythos, wonach leidenschaftliche Sexualität unvereinbar sei mit einer verbindlichen Paarbeziehung, frage ich mich, warum systemische Therapietheorien Sexualität und besonders Lust und Lustverlust so selten thematisieren. Wenn überhaupt, werden gesellschaftliche Machtverhältnisse sowie biologische und biografische Bedingungen für die Gemeinsamkeiten und Unterschiede des sexuellen Begehrens von Frau und Mann genannt. Die Frage, ob beim Thema der fehlenden Lust eher eine fokale Sexualtherapie oder eine allgemeine Paartherapie indiziert sei, muss nach meiner Erfahrung mit dem Vorrang des *Fallverstehens* in einer emotional engagierten therapeutischen Begegnung entschieden werden.

Verlorene Lust oder Glut unter der Asche

Die auf Freud bezogene „Repressionshypothese" bedeutet, dass das fleißige und möglichst explizite Reden über Sexualität die verlorene Lust wiederbelebe. Leider ist die Stimmung zwischen derart aufgeklärten Paaren fast immer mühselig und wenig anregend. Es gibt übrigens auch eine andere Meinung zu der freudschen „Befreiungsthese" (die immerhin 100 Jahre alt ist), jene von Michel Foucault (1978), der davon ausgeht, dass sexuelle Repression mit ihrem ständigen Verbieten und Tuscheln über das Verbotene erst recht Lust erzeuge. Als Generalistin in Sachen Paare und Sexualität verbinde ich körperlich-seelische Aspekte von Partnern mit ihren Geschichten und der allgemeinen Qualität ihres Zusammenlebens und erschrecke nicht, wenn die Lust bei ihnen zu gewissen Zeiten nicht mehr im Zentrum steht. In der Zeitschrift *Familiendynamik* habe ich mich unter dem Titel *Glut unter der Asche* (1994) mit der Frage auseinandergesetzt, warum fehlende Lust bei einer auf Verbindlichkeit angelegten Beziehung so oft beklagt wird. Stirbt das Begehren einfach ab, zum Beispiel nach der Geburt von Kindern oder nach der Lebensmitte? Ist es ein körperlicher Vorgang, der vielleicht ganz normal ist? Oder gibt es noch Glut unter der Asche, die angefacht werden kann? Nach meiner Erfahrung müssen in einer guten Paartherapie genau diese Fragen angepackt werden.

Eine Befragung von 6000 amerikanischen Paaren aus der Mittelschicht im Jahr 1994 unterstützt die These, dass sexuelle Abstinenz in bestimmten Lebensphasen einfach vorkomme und manchmal, aber längst nicht immer, vermischt sei mit anderen Konflikten beim Einzelnen oder beim Paar. Die Scheu von Paartherapeuten und -therapeutinnen, in einfacher Sprache über sexuelles Begehren und über sexuelle Ängste zu reden, scheint jedoch verbreitet, achtet man auf die entsprechenden Beobachtungen von Kollegen und Kolleginnen. Da ich die Themen Sexualität und sexuelle Außenbeziehungen schon im Fragebogen anspreche, den ich beiden Partnern im Erstinterview abgebe, fühle ich mich allerdings mit dem Vorwurf nicht gemeint.

Inspiriert von Clement (2004) und Schnarch (2004) habe ich in meine Praxis die Frage eingebaut, in welcher Weise die Partner und ihre Sehnsüchte sich voneinander *unterscheiden*. Oder, anders gefragt, wie die Differenzen im Begehren und in den sexuellen Wunschszenarien der beiden Platz finden in ihrem Alltag und wie sie mit den aus den Unterschieden entstandenen Spannungen umgehen.

> „Erotische Gemeinsamkeit wird also nicht als etwas Gegebenes angesehen, sondern als etwas, das in einem teilweise paradoxen Prozess immer wieder hergestellt werden muss“ (Clement 2004, S. 95).

Erotisch gefärbte Rollenspiele in der Therapie sind zum Beispiel eine gute Möglichkeit, dem „Ich“ jedes Partners genügend Raum zu geben für seine Andersartigkeit, zum Beispiel, indem die beiden einander ihre sexuellen Lieblingsszenarien ausmalen oder einzeln aufschreiben. Manchmal hilft es, wenn sich jeder zuerst allein Zeit nimmt für seine Lieblingsvorstellungen und sie in Bruchstücken dem Partner erzählt.

In der paartherapeutischen Praxis verstehe ich mich als „Allgemeinpraktikerin" und nicht als Spezialistin für Sexualtherapie. Meine Erfahrung und meine Gelassenheit auch tabuisierten Themen wie Sexualität gegenüber helfen mir, mit leichter Hand entsprechende Fragen zu stellen, manchmal schon im Erstgespräch. „Gibt es noch Zeiten, wo sie sich begehren und so richtig lustvoll einander begegnen? Und wer beginnt?" Das wird als Gesprächsthema und nicht als allgemeine Regel verstanden, weiß ich.

Ähnlich anfällig für sexuelle Störungen wie das Leben eines jungen Paares mit Kindern ist die *Lebensmitte*, wenn ein Mann vielleicht Angst bekommt vor dem möglichen Verlust seiner Potenz (im engeren und im weiteren Sinne) und erlebt, dass ausgerechnet jetzt seine Frau die Flügel ausspannt und Verpasstes nachholen will. Das abflauende Begehren des Mannes kann bei ihr bewirken, dass sie sich nur noch als fürsorgliche „Mutter" und nicht als seine Geliebte fühlt. Die von Clement (2002) vorgeschlagene Frage an ein solches Paar bzw. an die Einzelnen nach den „sexuellen Wunschszenarien" kann jedem ermöglichen, ohne Angst und ohne Leistungsdruck, aber dafür „ichnahe" über ihr Begehren und ihre Ängste zu reden und vielleicht wieder einmal die dünne Luft von Fremdheit und Erregung zwischeneinander zu atmen. Hilfsmittel wie Viagra mögen vorübergehend die Erektionsbereitschaft eines Mannes unterstützen. Wenn aber keine neuen Möglichkeiten für die sexuelle Beziehung des Paares im Rahmen von Begegnung und Zeitinseln füreinander entwickelt werden, wirkt das „Wundermittel" nur beschränkt.

Als *Allgemeinpraktiker der Paartherapie* müssen wir meines Erachtens keine spezielle Ausbildung in Sexualtherapie haben, wohl aber uns kundig machen in Bezug auf die biologischen Grundlagen von Sexualität, auch der gesellschaftlichen Entwicklungen von sexuellen Mythen und Erwartungen. Wir sollten wissen, dass Heterosexualität zu einem unter anderen sexuellen Lebensstilen geworden ist und dass die sogenannte Multioptionsgesellschaft sich auch in Bezug auf Sexualität und Paarformen zeigt, die weit über das traditionelle bürgerliche Ideal hinausgehen. Wir sollten auch die erprobten *verhaltenstherapeutischen Interventionsmöglichkeiten* kennen, die bei häufigen Störungen wie Impotenz oder vorzeitigem Samenerguss bei Männern oder Anorgasmie bei Frauen wirksam werden können (Zilbergeld 1994). Und nicht zuletzt kann durch Aufklärung und entspannendes Reden über sexuelle Fragen in der Therapie der Leistungsdruck oder die Scham gemildert werden, mit der Paare zu uns kommen.

Ich verstehe also Sexualität und entsprechende Symptome *nicht als Sonderfall*, der in die Hand von Experten bzw. Sexualtherapeuten gehört, sondern als wichtigen Bestandteil paartherapeutischer Alltagspraxis. Was durch die Thematisierung der Sexualität deutlich wird, ist eine mögliche Antwort auf die Frage, warum bei aller gemütvollen Sicherheit einer Paarbeziehung Sinnlichkeit und Begehren so oft von dieser *abgetrennt und gegen sie gelebt werden*. Im nächsten Abschnitt will ich das Thema *sexueller Außenbeziehungen* unter diesem Aspekt skizzieren.

Treue und Untreue

Die Heftigkeit, mit der Frau oder Mann auf das Thema Untreue oder „Liebesverrat" reagieren, heißt für mich, dass in den meisten Paarbeziehungen die Übereinkunft von Treue im Zentrum steht, selbst wenn diese nie diskutiert wird, bis das Thema unvermittelt über ein Paar hereinbricht. Wenn eine solche Annahme in Sachen Treue besteht, ist zu erwarten, dass eine „Affäre" geheim gehalten wird von der oder dem, welcher sie eingeht. Es gibt gewisse paartherapeutische „Vorschriften", wonach Geheimnisse auf jeden Fall gelüftet werden müssen, ohne Rücksicht auf ihre Bedeutung für das Paar und seine Geschichte, selbst dann, wenn die Außenbeziehung bereits beendet ist. Dass ich persönlich andere Wertmaßstäbe vertrete und für ein maßgeschneidertes statt moralistisches Vorgehen plädiere, dürfte klar sein.

Die Spaltung der Liebe in die langlebige, auf das Wir bezogene Gattenliebe und die kurzlebige, aber aufregende Leidenschaft außerhalb der Ehe ist ein altes Thema der Paarpsychologie. Es wird dabei von einem Widerspruch geredet, der in dauerhafte Beziehungen eingebaut sei (Welter-Enderlin 1995, S. 240): Auf der einen Seite die kindlich-regressive Leidenschaft, die nur sich selber kennt, und auf der anderen die am Du orientierte Verbindlichkeit, bei der sich der Einzelne weniger wichtig nimmt, aber dafür als „erwachsen" gilt. Die für mich interessanteste Aussage von Paaren ist, dass es so vielen von ihnen gelingt, den Widerspruch zwischen Norm und Wirklichkeit zu leben und manchmal daran sogar zu gedeihen, selbst wenn die Lüge einer Affäre aufgedeckt, aber nicht dramatisiert wird.

Die Liebe brauche Diskretion, Geheimnis, Vieldeutigkeit, zitiert Riehl-Emde (2003) den Soziologen Luhmann gegen den schrecklichen Anspruch auf Offenheit und Authentizität in der sogenannten Postmoderne. Damit verbunden ist ja eine Neuauflage des Mythos von der romantischen Liebe, der auf das 19. Jahrhundert zurückgeht. Gefahr drohe der Liebe nicht von zu wenig Offenheit, meint die zitierte Kollegin, sondern von dem verlangten Reflexionsprozess als ewigem Drehen um die eigene Achse. Diese Gefahr lauert übrigens auch im modernen, oft zwanghaften Reden über die „Paarbeziehung", mit dem eine ganze Generation von Paartherapeuten ihr Brot verdient, stelle ich fest. Mir ist es darum wichtig, die gängigen therapeutischen Vorurteile zum Thema Außenbeziehung zu erkennen und wenn nötig zu modifizieren. Bevor ich dies hier tue, komme ich auf die Frage zurück, was Affären mit dem Paradoxon zu tun haben könnten, dass Verbindlichkeit und Sicherheit im Wir und die Lust an Ich-Nähe sich ausschließen. Ich bin überzeugt, dass das so ist und dass eine mögliche Lösung darin liegt, das Thema zu enttabuisieren und in eine Kultur einzubetten, welche Ich und Wir als Aspekte der *gleichen* Wirklichkeit zusammenfügt – nicht ohne Schmerz, aber schließlich mit einer Großzügigkeit, die Platz lässt für Ich *und* Wir.

Dass Paartherapeutinnen und -therapeuten häufig selber betroffen sind vom Thema Treue und Untreue, habe ich bei einem Seminar an einem Fachkongress in Deutschland erlebt, dem ich den Titel *Untreue als Treue zu mir selber* gab. Statt der erwarteten 20 kamen über 300 Leute! Wohl kaum ein Thema der Paartherapie scheint so viel Engagement und so viele unterschiedliche Meinungen hervorzurufen wie dieses. Im Rahmen der amerikanischen Zeitschrift *Family Process* nehme ich zur Zeit an einem internationalen Austausch zum Thema „Affären" teil, dem ein Beitrag von Michele Scheinkman (2005) zugrunde liegt. Sie befasst sich mit den in der Literatur zur systemischen Paartherapie dominierenden *Annahmen* zum Thema „Sexuelle Außenbeziehungen" bzw. „Affären". Ich fasse die Annahmen zusammen:

1) Affären sind Symptome ehelicher Probleme und unvermeidbar, weil der Mensch nicht monogam ist.
2) Affären sind eine Verletzung des heiligen Ehe- und Liebesversprechens und behindern die gute Entwicklung des Paares. Alle Autoren in dieser Tradition gehen davon aus, dass nur Ehrlichkeit und Reue die Möglichkeit einer guten Entwicklung des Paares garantieren.
3) Affären können nur im „Fallverstehen als Begegnung" verstanden und am besten als Teil eines anstehenden Individuationsprozesses in Biografien eingebaut werden (Welter-Enderlin 1995, S. 311). *Rituale* der Versöhnung und Entwürfe für eine neue Verbindung von Ich und Wir sind hilfreich.

Die Quintessenz der zum Teil sehr gestrengen therapeutischen Haltungen fasst Scheinkman (2005, p. 242; Übers.: R. W.-E.) in dem Satz zusammen:

> „Eine rigide therapeutische Haltung zu Ehrlichkeit oder Zurückhaltung in Bezug auf Affären in der Paartherapie ist eine viel größere Gefahr als jene einer therapeutischen Triangulierung. Die Politik ‚Keine Geheimnisse sind erlaubt' kann die Therapeutin gefangen halten und ihr verbieten, einem Paar in den kritischsten Momenten beizustehen, dann nämlich, wenn die beiden Unterstützung am meisten brauchen."

Unaufgeregtes, gelassenes Vorgehen von Therapeut oder Therapeutin, begleitet vom langen Atem des Verstehenwollens, wie Liebesverrat als Vorbote von Veränderungen im Alltag übersetzt werden kann, erlauben fast immer gute Entwicklungen. Sie können einen Neuanfang oder auch die Möglichkeit einer unromantischen Trennung bzw. Scheidung bewirken. Die Tradition der „sauberen Hände" kann also auch bei diesem dringenden Thema von Paartherapie negative Wirkung haben!

7. Blicke in Abgründe, weite Horizonte und Perspektiven von Resilienz: Eine Fülle von Möglichkeiten

„Meine große Freude ist es, das Leben neu zu erfinden, ihm Formen, Farbe und Werte zu geben, die es nicht hat."
Marianne Werefkin, Malerin, 1860–1938

Mit dem Satz meiner Lieblingsmalerin Marianne Werefkin, deren Werk in der Sammlung des *Museo Communale* von Ascona zu sehen ist, wende ich mich der *Situation von Paartherapeutinnen und Paartherapeuten* zu. Wir lernen als Therapeutinnen und Therapeuten ja das Leben von Individuen und Paaren – wie das Leben überhaupt – in seiner farbigen Fülle, aber auch in seinem schwarzen Elend kennen.

Ein Grund für mich, diesen Beruf gerne auszuüben und darüber nachzudenken (wie ich das hier tue), liegt in der Freude, mit Menschen zusammen das Leben immer wieder neu zu erfinden und ihm Formen, Farbe und Werte zu geben, die es nicht oder noch nicht hat. Marianne Werefkin gibt mir dafür Anregungen. Natürlich geht das, wie in der Kunst, nicht ohne Widersprüche und nicht ohne Blicke in den grauen oder schwarzen Abgrund von Mutlosigkeit, Krankheit oder Depression. Die muntere „Ressourcenorientierung", wie sie in den letzten Jahrzehnten von verschiedenen Seiten im systemischen Arbeitsfeld vorgeschlagen und gerne nachgeredet wird, macht es schwer, Blicke in die Abgründe zu tun. Wer jedoch mit Paaren länger als nur während eines Augenblicks engagiert ist und ihren „Fall" *(„Was ist hier der Fall?", lautet die Frage)* wirklich verstehen will, kommt um den Blick in ihre Abgründe nicht herum. Themen wie Arbeitslosigkeit, Krankheit, Sucht und Gewalt gehören zu den Abgründen, weshalb ich sie in meinen Fragebogen (s. Kapitel 2) aufgenommen habe.

Natürlich ergibt sich dabei – wie zum Beispiel beim Umgang mit Ehebruch und Liebesverrat – die Frage, ob wir uns als Generalisten für Liebe und Beziehungen oder als Spezialisten für besondere Lebensereignisse verstehen. Wer wie ich davon ausgeht, dass es bei allen speziellen Themen ein Anliegen sein muss, in unser Fallverstehen als Begegnung auch die besonderen Erfahrungen mit Krankheit, Sucht und Gewalt und ihre Bewältigung einzubauen, wird sich der entsprechenden Themen kundig machen und nicht sofort nach Spezialisten rufen. Der Ansatz der gemeinsamen Bewältigung von Krankheit wurde besonders von Hans Jellouschek aus persönlicher Betroffenheit wegen seiner krebskranken Frau beschrieben (Jellouschek 2002) und mit hilfreichen Anregungen für therapeutisches Vorgehen versehen. Das Thema chronische Krankheit, Alkoholabhängigkeit und „Coping“ habe ich selber (1989, 2002) auf der Basis fallspezifischer Forschung beschrieben.

Herausforderungen und Grenzen unserer Arbeit

Wie gehen wir selber mit der Verzweiflung um und wie mit dem Widerspruch, dass bei Paaren so oft der eine festhält und die Sicherheitsdecke der Unveränderbarkeit über den Kopf zieht, während der andere schon losgelassen, aber noch nichts Neues entworfen hat? Wie leben wir mit der Erfahrung, dass einzelne Partner oder das Paar als Ganzes sich auch ohne uns entwickeln und dass es vielleicht von weniger Bedeutung ist, ob wir in einem therapeutischen Prozess bleiben, als wir es selber wünschen? Was sollen unser Engagement, unser Erfindungsgeist, unser langer Atem und unsere Freude, das Leben neu zu erfinden, wenn wir damit ins Leere laufen und ein Paar vielleicht den therapeutischen Prozess bei uns abbricht? Was bedeutet dann die Erfahrung unserer geringen Bedeutung für den Paarprozess? Ich meine, dass wir selber viele Nährquellen für eine gute persönliche Identität brauchen, die sich nicht nur auf die Arbeit beziehen, wenn wir von solchen Erfahrungen nicht geknickt werden wollen.

Eine Frage, die mich bei der Begegnung mit vielen Paaren bewegt, ist, warum sie trotz des zeitgenössischen Leitbildes von Frau und Mann als *Gleichgestellte* auf die Spielregeln von Dominanz, Unterdrückung und Anpassung zurückgreifen, wenn das Konstrukt *Partnerschaft* zu anstrengend wird. Zum Verständnis dieses Konflikts, der Auseinandersetzung zwischen hergebrachten und progressiven Werten, die wir als Professionelle aus der ersten Zuschauerreihe beobachten, müssen wir verstehen, welche sozialen Einflussmöglichkeiten Frau und Mann haben und wie sie diese nutzen oder warum sie an den Mängeln ihres Lebens zerbrechen. Dass unter den neuen Vorstellungen im einzelnen Lebenslauf immer auch alte Bilder stecken, die bei allem guten Willen nicht übersehen werden können, gehört zur alltäglichen Erfahrung. Wir müssen aber auch anerkennen, dass der *radikale Wandel* in der *Gesellschaft* – ich denke vor allem an die Bedingungen der Arbeit und die ökologischen Belastungen – für Frauen und Männer einfach zu viel Last bedeuten kann, ganz besonders, wenn sie an die Zukunft ihrer Kinder denken. Das Nachhinken der alltäglichen und emotionalen Wirklichkeit hinter den deklarierten Wertvorstellungen ist ja nicht einfach in einen Lebenslauf einzubauen. Ich finde es darum wichtig, in der Paartherapie unter dem Aspekt von *Ängsten* auf dieses Spannungsfeld einzugehen.

Als tröstlich erlebe ich die Energie *junger Paare*, ihren Lebensbedingungen im Kleinen wie im Großen „ins Auge zu sehen“ und sie nach Kräften zu gestalten. Eine Untersuchung zum Thema „Junge Paare“, die wir am Ausbildungsinstitut in Meilen seit 2002 durchgeführt haben, zeigt, mit wie viel Wachheit und Anpackungsfreude Paare zwischen 19 und 39, die keine Paartherapie beanspruchen, ihr Leben gestalten. Einerseits liegen uns die Ergebnisse einer telefonischen Umfrage im alemannischen Sprachbereich vor, andererseits gibt es rund 30 Paarinterviews, die von unserer Gruppe bisher gemacht wurden.[5] Davon habe ich selber die Hälfte geleistet. Es war den meisten Befragten übrigens selbstverständlich, dass sie als Paar gemeinsam kamen. Frauen und Männer aus dieser Altersgruppe erzählten auf unsere Fragen davon, was sie zusammenhält, aber auch von Dingen, die ihnen Mühe machen. Interessant finde ich, dass die Reflexionsbereitschaft, die wir bei den „Gebildeten" vermuten, eher von Frauen und Männern gezeigt wurde, die *nicht* zu dieser Gruppe gehören. Ein Bauernpaar war darunter und auch Paare, die man soziologisch zur unteren Mittelschicht zählen kann. Aus der einzigen Universitätsstadt, die bei der erzählenden Gruppe vorkommt, ergeben sich drei Paare, die eine hohe Reflexionsbereitschaft bis hin zum Drehen um die eigene emotionale Achse zeigten.

Wenn paartherapeutische Konzepte sich auf solche „Ausnahmen" beziehen, weil vielleicht die Autoren selber zu dieser Gruppe gehören, fehlt ihnen ein wesentlicher Teil Alltagserfahrung. Darum sollten solche erzählten Einzelfälle nicht als Norm für therapeutische Lösungsmodelle verwendet werden (Welter-Enderlin 1996, S. 98 ff.).

Bei allem Engagement, das gutausgebildete Paartherapeuten und -therapeutinnen zeigen, lässt sich nicht übersehen, dass Paartherapie eine anstrengende Sache ist, der nicht alle gewachsen sind. In meinem Hauptwerk zu Paaren und Paartherapie (2003) habe ich auf Seite 277 ff. die wichtigsten Anforderungen an die *Kunst der Paartherapie* aufgelistet. Dabei sind für mich die Themen Weisheit und Mut zur Konfrontation besonders wichtig. Wenn ein Paar wie die Katze um den heißen Brei schleicht und andeutet, dass bei ihm die Signale eher in Richtung Trennung oder Scheidung weisen, ist der therapeutische Mut zur Konfrontation wichtig. Ich bin übrigens der Meinung, dass auch Trennungsberatung zur Paartherapie gehört und dass es unprofessionell wäre, ein Paar in entsprechender Lage abzuweisen oder einer „Mediation" bei Unbekannten zuzuführen.

Trennung bzw. Scheidung als Lösung – oder als Versagen des Paares oder von Therapeut bzw. Therapeutin?

Es gab eine Zeit, als eine systemisch orientierte Paartherapie abgebrochen wurde, wenn einer oder beide Partner das ursprünglich geäußerte Anliegen, die Beziehung zu verbessern, mit der Idee einer Trennung oder Scheidung beendeten. Für viele Paartherapeuten und -therapeutinnen ist Trennung auch heute mit zwiespältigen Gefühlen verbunden. „Ich bin doch nicht in diesem Beruf, um Menschen einen billigen Ausweg zu ermöglichen", sagt ein junger Psychotherapeut mit strengem Blick auf das Paar, das er in die Supervision bringt und das im ersten Gespräch von der Möglichkeit einer Trennung redet. Der junge Mann scheint, wie viele Kolleginnen und Kollegen in ähnlicher Situation, verzweifelt über seine Hilflosigkeit, die so gar nicht zu der hohen Leistungslatte passt, die er sich selber legt oder die ihm in seinem Arbeitskontext gelegt wird, Paare in jedem Fall zusammenzuhalten.

Als „Eltern-Kinder" haben engagierte Therapeuten oft früh gelernt, zwischen Mutter und Vater zu vermitteln. Sie fühlen sich darum verantwortlich für die Herstellung von Harmonie. Dies ist eine Rolle, die sie sich dank ihrer hohen Teilnahmeintelligenz als Kinder selber gaben oder die ihnen indirekt zugewiesen wurde durch die stille Erwartung ihrer Eltern. Im besten Fall verlieh diese Rolle dem Kind ein Gefühl von Macht, im schlimmsten Fall die Erfahrung absoluter Ohnmacht. Wenn zu einer solchen persönlichen Erfahrung die Erwartung im heutigen Arbeitskontext hinzukommt, dass Therapeuten und Therapeutinnen Paare vor dem Auseinandergehen bewahren müssen, wird es für sie schwierig. Obwohl zahlreiche Forschungen belegen, dass die Folgen einer Scheidung keine Katastrophe sein müssen – weder für die Kinder noch für die Erwachsenen –, sind zwiespältige Gefühle von TherapeutInnen gegenüber Trennung und Scheidung auf dem Hintergrund ihrer eigenen Lebensthemen manchmal unumgänglich.

Wer Paartherapie anbietet, kommt also um das Thema der Beziehungsauflösung nicht herum. So gern ich bereit bin, einem Paar Alternativen zum Status quo *innerhalb* der Beziehung finden zu helfen, so klar bin ich auch bereit, ihnen Unterstützung bei einer *Trennung* zu geben. Manchmal erzählt dann der eine oder andere, dass zwiespältige Gefühle der Beziehung gegenüber schon lange da waren. Sie wurden weggesteckt, weil vielleicht ein Kind unterwegs war oder weil der Mut fehlte, auf die eigene Stimme zu hören. Der amerikanische Dichter David Thoreau hat vor über 100 Jahren diese Stimme als den „eigenen Trommler" bezeichnet. In meiner Übersetzung heißt das:

> „Wenn ein Mensch mit seinen Gefährten nicht Schritt hält, so tut er es vielleicht deshalb nicht, weil er einen anderen Trommler hört. Lasst ihn zu der Musik ausschreiten, die er vernimmt – aus welcher Ferne sie auch komme und in welchem Takt auch immer."

Wenn ein Mensch also zu seiner „eigenen Musik" schreitet, kann das Zurückgebundenwerden auf Konventionen und Moral ihn emotional und körperlich krankmachen. Mir persönlich ist es wichtig, dass politisch konservative oder gar spießige Menschen keine Paartherapie anbieten oder sich zumindest mit den eigenen Begrenzungen auseinandersetzen, zum Beispiel in Supervision oder systemischer Selbsterfahrung.

Zum Schluss will ich das Thema „Resilienz – Gedeihen trotz widriger Umstände" ins Blickfeld nehmen, um dann dieses Buch abzuschließen.

Der therapeutische Blick auf Resilienz bei Paaren

Es geht hier um die Bedeutung des Themas „Resilienz", wie unsere Arbeitsgemeinschaft es für einen internationalen Kongress in Zürich im Frühjahr 2005 definiert hat, und besonders um seine Bedeutung für Paare in Krise, die zur Therapie kommen. Resilienz ist ein Begriff, der in der europäischen Therapieszene vor lauter „Ressourcenorientierung" lange Zeit nur am Rande existierte. Ich werde auf seine Definition noch eingehen.

Dass ich so viel Interesse habe an menschlichen Entwicklungsmöglichkeiten wie an Erklärungen, warum diese gegebenenfalls stagnieren, gehört zu meinem persönlichen und meinem beruflichen Menschenbild. Mit einer Aussage wie dieser gerate ich aber leicht in den Verdacht eines trivialen Optimismus, wie er mit dem von mir infrage gestellten Dogma therapeutischer „Ressourcenorientierung" einhergeht. Also beeile ich mich mit der Erklärung, dass ich mir ein Menschenbild nicht vorstellen kann, das *ohne Blicke in den Abgrund* auskommt und zu dem neben dem Blick auf mögliche *Ressourcen* nicht auch die Auseinandersetzung mit den *Krisen* und *Stressoren* in einem Lebenslauf gehört.

Dass mein Menschenbild mit meiner persönlichen Geschichte zu tun hat und diese wiederum mit der Wahl meiner therapeutischen Orientierung, habe ich in einigen Schriften beschrieben (z. B. 1999/2006). Meine Eltern, mit ihrer Lebenstüchtigkeit und mit ihrer Anteilnahme am Schicksal anderer, waren Vorbilder für ihre fünf Kinder. Sie haben uns nicht nur sichere Bindungserfahrungen angeboten, sondern auch Blicke in ihre eigenen Abgründe vermittelt und uns nie in Watte verpackt. Als Älteste mit vermutlich angeborener Teilnahmeintelligenz hatte ich für die Verletzlichkeiten von Mutter und Vater ein besonderes Sensorium. Das hat wohl auch mit meiner späteren Berufswahl zu tun sowie mit meiner Überzeugung, dass traumatische Lebenserfahrungen nicht zwingend zu negativen persönlichen Entwicklungen führen müssen. Menschen haben im besten Fall immer wieder Möglichkeiten, sich aus eigener Kraft zu entwickeln, trotz widriger Lebensumstände.

Das Thema „Resilienz“ als „Gedeihen trotz widriger Umstände“ hat auch mit meiner professionellen Geschichte zu tun. Ich weiß aus Erfahrung, dass der enge Fokus auf *Familie* als wichtigster Nährboden für Entwicklung oder Stagnation, wie er zu lange in der systemischen Therapie existiert hat, zur Vernachlässigung von anderen wichtigen Einflüssen geführt hat, wie zum Beispiel Schule, Arbeit, nachbarliche und religiöse Gemeinschaften. Diese Erfahrung war übrigens ein Grund für meinen Vorschlag des Resilienzthemas für den Kongress 2005 in Zürich, den ich als Leiterin unseres Ausbildungsinstitutes zusammen mit Kolleginnen und Kollegen ausgerichtet habe.

Definitionen von Resilienz

Alle, die zum Buch über Resilienz beitrugen, welches Bruno Hildenbrand und ich 2006 herausgegeben haben, geben dem Begriff ihre eigene Bedeutung, indem sie je nach Arbeitskontext unterschiedliche Aspekte betonen und entsprechende Zusammenhänge herstellen. Resilienz ist als Begriff schwer zu definieren. Einige, die eine Definition versuchen, beziehen sich auf das „resiliente Kind“ (Murphy 1974), das in jedem Menschen angelegt sei, und andere auf Familienbeziehungen, die durch Brüche und Krisen stärker werden (Werner a. Smith 1993). Aber die Frage, ob Menschen mit natürlichen Fähigkeiten zu Resilienz geboren werden oder ob sie einfach Glück haben, dass in ihrem Milieu Nährquellen für Selbstsicherheit gefördert wurden, lässt sich nicht einfach beantworten. Das Thema „Nature or Nurture“ gehört zu dieser Frage: Ist die Fähigkeit zu Resilienz in bestimmten Menschen angelegt, oder ist sie ein Produkt guter Förderung in ihrem Sozialisationsprozess – oder beides? Wichtig scheint mir eine komplexe Sicht des Themas, welche multiple internale und externale schützende Faktoren als Quellen von Resilienz betrachtet.

Der Begriff der Ressourcenorientierung ist fast immer auf *therapeutische Kontexte* bezogen und trägt meines Erachtens den individuellen Anstrengungen und der Kunst von Hilfesuchenden, gegen alle Erwartungen aus widrigen Umständen etwas Gutes zu machen, zu wenig Rechnung. Im Umgang mit Menschen in Krise und auch im Blick auf ihre längere Entwicklung fällt mir auf, wie einer oder mehrere Partner in einer Paarbeziehung oft trotz – oder vielleicht wegen – widriger Umstände in ihrer individuellen und ihrer gemeinsamen Geschichte fähig werden, Hürden zu überwinden. Das bewundere ich. Die Fähigkeit von Paaren zu Resilienz mag bisher in den alltäglichen Turbulenzen untergegangen oder Außenstehenden nicht zugänglich sein. Aber in der Krise ihres gemeinsamen Lebens und im Blick auf dessen mögliches Ende beleben Paare manchmal Fähigkeiten, von denen sie nichts mehr gewusst hatten. Damit ermöglichen sie das erneute Gedeihen ihrer Beziehung und manchmal auch deren gute Auflösung. Der Begriff der therapeutischen Ressourcenorientierung, wenn er mit Resilienz von Paaren verwechselt wird, verwischt leider die Unterschiede zwischen dem Klientensystem und dem von Therapie und Beratung. Die Aussage von Professionellen: „Ich habe schon immer ressourcenorientiert gearbeitet, Resilienz ist für mich also nichts Neues“, zeigt, dass dabei der *Therapeut oder die Beraterin* im *Zentrum steht*. Das Konzept der Resilienz bezieht sich aber explizit *nicht* auf Therapeuten oder therapeutisches Vorgehen, sondern auf Menschen in ihrem natürlichen Umfeld, die aus widrigen Lebensumständen etwas Gutes machen – in den meisten Fällen ohne Therapie! Die in diesem Zusammenhang wichtigste Untersuchung, nämlich diejenige von Werner und Smith (1993), bei der sie über 40 Jahre lang 700 Kinder des Jahrgangs 1955 auf Kauai beobachtet haben, weist nach, dass nur 5 % von ihnen Therapieerfahrung hatten.

Es gibt klassische Beispiele für menschliche Resilienz, welche beides beinhalten, Anlage *und* Förderung. Der Zürcher Psychiater Manfred Bleuler, der bekannt geworden ist für seine Untersuchungen zur Schizophrenie (1972), ist mit dem Fallbeispiel „Vreni" in die Literatur eingegangen. Es geht dabei um die zwölfjährige Tochter einer geisteskranken Mutter, die in ihrer Familie zum „Haushaltvorstand" wird, indem sie Selbstvertrauen durch überdurchschnittliche Bezogenheit, Kompetenz und Hilfsbereitschaft entwickelt. Zur Zeit laufen interessante Projekte zur Frage, wie Kinder den Zweiten Weltkrieg erlebten und wie sie langfristig mit den entsprechenden kritischen Ereignissen fertigwurden. Die bereits zitierte Emmy Werner, welche als Kind in Deutschland den Zweiten Weltkrieg erlebt hat, beschreibt in ihrem Buch *Unschuldige Zeugen* (Werner 2001) eindrückliche Kinderschicksale aus jener Zeit.

Unsere Definition von Resilienz – Gedeihen trotz widriger Umstände –, auf die wir uns für den Kongress in Zürich im Jahr 2005 einigten, lautet (wie in unserem Kongressprogramm definiert):

> „Unter Resilienz wird die Fähigkeit von Menschen verstanden, Krisen im Lebenszyklus unter Rückgriff auf persönliche und sozial vermittelte Ressourcen zu meistern und als Anlass für Entwicklung zu nutzen. Mit dem Konzept der Resilienz verwandt sind Konzepte wie Salutogenese, Coping und Autopoiese. Alle diese Konzepte fügen der Orientierung an Defiziten eine alternative Sichtweise bei."

Was bedeutet also Resilienz, wenn nicht eine triviale Auffassung von Unverletzbarkeit als Orientierung am Guten und am Schönen? Es gibt in allen Lebensläufen, wenn auch nicht zu allen Zeiten gleich, belastende Lebensereignisse, auf die wir Antworten finden müssen. Selbstschutz kann in individuellen Eigenschaften liegen: in der Fähigkeit, zu merken, dass man etwas braucht, was man nicht hat, zum Beispiel auf andere zuzugehen, ihnen ins Gesicht zu schauen, deutliche Signale zu geben, dass man ihre

Unterstützung sucht – wie zum Beispiel das Baby, das mit Brüllen auf sich und seine Bedürfnisse aufmerksam macht und hoffentlich auf passende Reaktionen stößt. Quellen von Resilienz finden Menschen in vielen Bereichen, in denen sich ihr Leben abspielt: in der eigenen Geschichte, in der Familie, in Nachbarschaft, Arbeitswelt oder Schule. Eine solche Art von bezogenem Selbstschutz durch die Nutzung von Möglichkeiten, die im eigenen Lebensumfeld zur Verfügung stehen, ist eine Form von Resilienz, wie Emmy Werner (2001) sie bei den Kindern von Kauai beobachtet hat. Die damit gemeinte *Verbindung von Anlage und Umwelt* passt zum systemischen Denken. Wichtig ist mir, dass der Resilienzbegriff nicht flächendeckend auf alle menschlichen Lebensbedingungen übertragen wird. „Fallverstehen in der Begegnung" (Welter-Enderlin u. Hildenbrand 1996/2004b) bedeutet, Quellen und Muster der Lebensbewältigung einmaliger Menschen zu erkennen, ob wir sie nun als Einzelne, Paare oder Familien in unserer Praxis sehen oder in anderen Kontexten mit ihnen zusammen Blicke in ihre Abgründe tun.

Am Tag, da ich an diesem Beitrag schrieb, saß ich mit einem getrennt lebenden Paar zusammen, das nach 30 Jahren Ehe als einzigen Ausweg aus dem Zirkel gegenseitiger Entwertungen sich eine Scheidung vorstellen konnte. Zur Überwindung ihrer Ambivalenz zwischen den Polen Flucht und Kampf suchten sie meine Begleitung. Am Ende unseres Gespräches, als ich wie üblich nach Quellen von Unterstützung im Familien- und Freundeskreis fragte, zeigte sich gähnende Leere. Es wurde deutlich, dass diese Frau und dieser Mann unendlich viel in die Erziehung der beiden Söhne und in ihr gemeinsames Geschäft investiert, aber die Beziehung zueinander und zu anderen Erwachsenen vernachlässigt hatten. „Gedeihen trotz widriger Umstände" scheint den beiden bei allem guten Willen zur Zeit noch nicht möglich. Aber das Thema ihrer Resilienz – Biegen statt Brechen im Blick auf widrige Umstände – wird von Bedeutung sein, wenn sie und ich besser erkennen, wie die beiden ihr Leben verstehen und wie sie es entwickeln wollen. Oder auch, wie sie ihre Beziehung neu organisieren und wie sie effizientere Muster zur Lösung der anstehenden Probleme entwickeln können.

Ist Resilienz gleichbedeutend mit Immunität gegenüber dem Schicksal?

Einer der ursprünglichen Forscher auf dem Gebiet der Resilienz, Norman Garmezy (1991), hat den Begriff der Unverletzbarkeit mit Resilienz gekoppelt. Andere wie Walsh (2006, S. 5) begründen das Konzept der Unverletzbarkeit mit der Vorstellung eines männlichen Teflon-Ich und verbinden es kritisch mit dem amerikanischen Ethos des Supermenschen. Zu jedem Leben gehören *Krisen*, bei denen sich Möglichkeiten von Resilienz zeigen können, selbst dort, wo Menschen verzweifelt sind, schreibt Walsh. Verluste sind nicht einfach mit Zuckerguss zu überziehen, und wer als Therapeut Angst hat vor den Abgründen des Lebens, fällt wahrscheinlich irgendwann selbst hinein. Dazu Erich Kästner (1969, S. 218):

> „Ihr streut euch Zucker über die Schmerzen und denkt,
> unter Zucker verschwänden sie.
> Ihr baut schon wieder Balkons vor die Herzen
> und nehmt die strampelnde Seele aufs Knie."

Unverwundbar oder immun gegenüber dem Schicksal ist kein Mensch, und als Therapeutinnen und Therapeuten tun wir gut daran, neben den Ressourcen auch den Abgründen in einer Biografie Platz zu geben. Alles andere wäre zuckrige Propaganda. Es gibt Studien zur Frage, wie Menschen in Familien sich in kritischen Zeiten von sozialem Wandel mit diesem Wandel auseinandersetzen und sich entwickeln (vgl. etwa Conger a. Elder 1994), welche für uns als Therapeuten und für Paare in Krise ermutigend sind.

Ist Therapie eine Möglichkeit, Resilienz zu fördern?

In den Untersuchungen zum Thema „Resilienz" sprechen mich besonders zwei Aspekte an:

1) die Einschätzung formeller oder geplanter Psychotherapie durch die Befragten und
2) die Langzeitperspektive der Bewertung menschlicher Entwicklungsmöglichkeiten durch die Beobachter bzw. Therapeuten und Therapeutinnen.

Zu 1) *Formelle Psychotherapie* hat gemäß der Kauai-Studie (Werner a. Smith 1993) nur wenige der untersuchten Menschen in Schwierigkeiten angesprochen oder ihnen Hilfe vermittelt. Die meisten Befragten erlebten Hilfe bei Angstzuständen oder bei Depressionen durch Unterstützung ihres Umfeldes oder durch Medikation, nicht durch „Redekuren". Fast alle von ihnen bewerten die Wirksamkeit professioneller Helfer wie Psychiater, Psychologen oder Sozialarbeiter und Sozialarbeiterinnen weit niedriger als die Unterstützung und Ratschläge durch Ehepartner, Freunde, Mitglieder der erweiterten Familie, Lehrer, Lehrmeister, Arbeitskolleginnen und -kollegen und Mitglieder von kirchlichen Gruppen. Diese *allgemein niedrige Einschätzung der Wirksamkeit von Psychotherapie* verbesserte sich bei den Befragten der Studie auch nicht vom zweiten zum dritten und vom dritten zum vierten Lebensjahrzehnt, in Zeitspannen also, in denen viele der am Projekt „Resilienz" Beteiligten enorme Entwicklungsrückstände aufholten.

Diese Erkenntnis mag uns und unserem Arbeitsfeld etwas Glanz nehmen, uns aber auch ermutigen, über die eigene Nasenspitze hinauszudenken und zum Beispiel Fragen nach Unterstützungsmöglichkeiten in Gemeinschaften „über die Familie hinaus" (wie z. B. in religiösen Gruppen) zu stellen. Es könnte auch bedeuten, dass mit dieser Perspektive der modische Trend in Richtung Therapie als Problemlösungsmöglichkeit um jeden Preis relativiert wird.

Zu 2) *Die Langzeitperspektive* individueller und familialer Entwicklung bekommt durch die Resilienzforschung, besonders jene auf der Insel Kauai, die sich über 40 Jahre erstreckt hat, eine spezielle Bedeutung. Natürlich gibt es auch andere Projekte der Langzeitforschung zum Thema „Resilienz“ (vgl. etwa Conger a. Elder 1994). Auffallend ist, dass die meisten Kinder in den erwähnten Studien aus unterprivilegierten Verhältnissen stammen. Die von Werner und Mitarbeitern 1955 bis 1995 begleiteten Kinder aus Kauai haben sich nicht linear von einem bestimmten Status zu einem anderen bestimmten Status, sondern in eigentlichen Sprüngen entwickelt. Problembelastete Jugendliche, welche als Teenager allen Stereotypien entsprachen, die mit ihren Kindheitsbiografien verbunden werden konnten – mangelndes Selbstvertrauen oder antisoziales Verhalten zum Beispiel –, zeigten später als Erwachsene wesentlich positivere Eigenschaften. Der größte Sprung geschah zwischen dem jungen Erwachsenenalter und der Lebensmitte, als die frühere Instabilität der Untersuchten abgelöst wurde durch feste Bindungen an eine *neue Partnerschaft* oder an eine *neue berufliche Identität*, verbunden mit zusätzlicher Fortbildung.

Offensichtlich ist es falsch, Menschen zu einem *einzigen Zeitpunkt* ihres Lebenslaufs zu betrachten und von da aus auf ihre ganze Entwicklung zu schließen. Dieser Hinweis ist von zentraler Bedeutung für meine Überlegungen zu den Folgen der gegenwärtig modischen „Kurzzeit“-Therapien (vgl. z. B. *Psychologie Heute*, September 2005). In einer Zeit, da der Spardruck durch die Versicherer wächst und die von diesen abhängigen Dienstleister auf dem Therapiesektor mit Etiketts wie Kurzzeit- oder lösungsorientierte Therapie sich dem Druck anzupassen suchen, scheint eine therapeutische Langzeitperspektive tabu. Dabei wäre von einer Langzeitperspektive zur Beobachtung von Entwicklungen von Resilienz bei *ehemaligen Klientenpaaren* viel zu lernen. Warum eine solche Langzeitperspektive von Psychotherapeutinnen und -therapeuten im Umgang mit Klienten oder Patienten nicht selbstverständlich eingehalten wird, hat wohl mit einer fragwürdigen Hier-und-jetzt-Sichtweise zu tun. Die Frage zum Beispiel, die ich bei einem Kurs von Michael White (mündliche Mitteilung 1992) gehört habe: „Wer in Ihrer Lebensgeschichte wäre nicht überrascht, dass Sie sich trotz Krisen nun so gut entwickeln", verweist auf eine Langzeitperspektive, die Gedeihen trotz widriger Umstände anspricht.

Mir persönlich ist die Langzeitperspektive in der Entwicklung meiner Klientenpaare zu einem wichtigen Anliegen geworden, das ich meinen Studierenden und Supervisanden weitergebe. In meiner bisherigen beruflichen Entwicklung habe ich Erfahrungen mit Langzeituntersuchungen bei Klientenpaaren gemacht, die mir jedes Mal die Augen geöffnet haben für Aspekte, die ich im Lauf von Therapie oder Beratung zunächst nicht gesehen hatte: für ihre Fähigkeit zum Beispiel, sich zu biegen, statt zu brechen – das Grundthema menschlicher Resilienz. Eine solche Erfahrung bezieht sich auf meine Nachbefragung von 36 Paaren, welche viele Jahre vorher bei mir in gemeinsamer Therapie gewesen waren. 1991/92 habe ich die Untersuchung schriftlich und wenn möglich (videogestützt) mündlich durchgeführt und zehn Jahre später überarbeitet (Welter-Enderlin 2003). Diese Studie ist inzwischen zu einem „Longseller" geworden. Weniger bekannt ist meine Untersuchung zum langzeitigen Umgang mit cP (chronischer Polyarthritis): *Krankheitsverständnis und Alltagsbewältigung in Familien mit chronischer Polyarthritis* (1989). Ich nehme an, dass diese Tatsache mit der Erscheinung des Buches zu einer Zeit zu tun hat, als das Leben mit einer chronischen Krankheit auf der Prioritätenliste von Therapeuten nicht oben stand.

Eine weitere Langzeitperspektive ergibt sich aus meiner *Nachlese zu Familie Brenner* zehn Jahre nach Beendigung ihrer Therapie (Welter-Enderlin u. Hildenbrand 1996/2004b, S. 209 ff.). Diese Nachuntersuchung zeigt erstaunliche Entwicklungen von Familienmitgliedern, wie ich sie in der akuten Therapiephase nicht erwartet hätte.

Langzeitenwicklung von Resilienz bei Paaren und Familien

Zurzeit bin ich daran, mit Paaren und Familien, die vor Jahren bei mir in Therapie waren, wieder Kontakt aufzunehmen, um von ihnen zu erfahren, wie es ihnen geht und wie sie sich seit unserer damaligen Begegnung entwickelt haben. Die Frage, wie sie heute mit alten und neuen Herausforderungen umgehen, interessiert mich dabei besonders. Ich bin auch neugierig zu erfahren, wie es den Befragten allgemein geht, wie sie ihre damalige Therapieerfahrung beschreiben und wie jeder Einzelne und beide als Paar sich seither entwickelt haben. Diese (einmaligen) Gespräche nehme ich auf Videoband auf. Das ermöglicht mir, im Nachhinein gelassen und ohne Handlungsdruck die Inhalte der Geschichten zu verstehen, die sie mir erzählen, und die Beziehungsmuster der Paare mit jenen zu vergleichen, an die ich mich aus der akuten Therapiezeit erinnere.

Die erneute Begegnung mit ehemaligen Klienten geht oft mit Schmunzeln einher, weil die Paare und ich selber merken, dass neben einigem, das sich gut entwickelt hat, auch einiges beim Alten geblieben ist: ihre Sitzordnung zum Beispiel oder die Art, wer zu welchem Thema redet oder schweigt – immer wieder eine bewegende Erfahrung!

Ganz zum Schluss fasse ich zusammen, was Sie in dieser Einführung zu systemischer Paartherapie gefunden haben könnten.

Paare und ihre Krisen verstehen

Die Kunst von maßgeschneiderter Paartherapie kann zusammengefasst werden unter dem Motto: „Willst du verstehen, lerne zu handeln."

Für Therapeutinnen und Therapeuten heißt das:

1) Bereitschaft zur Aufnahme einer affektlogischen Begegnung im Dreieck, die geprägt ist von Respekt für die spezifischen Anliegen sowie die aktive Partizipation beider Partner. „Mehrparteilichkeit“ nennen wir die Möglichkeit, Nähe und Distanz zum einen und anderen Partner fließend zu wechseln, auch bei gelegentlicher Anwesenheit ihrer Kinder.
2) Maßgeschneidertes Handeln setzt gutes Verstehen der Einmaligkeit zweier Menschen und ihrer gemeinsamen „Gestalt“ als Paar voraus. Am sparsamsten können ihre Lebensthemen (Sinnstrukturen) über Geschichten in einem therapeutischen Prozess erschlossen werden, welcher durch das gemeinsam erstellte Genogramm angeregt wird. Darin sind immer auch Merkmale wie „Geschlecht als soziale Konstruktion“ (Gender) angelegt.
3) Liebe und Sexualität sind keine Sonderaufführung! Sie finden in einem realen Kontext statt. Wache Aufmerksamkeit, mit welcher Therapeuten und Therapeutinnen nach dem Alltag des Paares fragen, statt in psychologischen Deutungen hängenzubleiben, hilft bei der Entwicklung von Lösungen.
4) Es braucht etwas Mut, um zu fragen, wann ein Paar es gut hat miteinander, z. B. im alltäglichen Gespräch und auch in der sexuellen Begegnung. Die selbstverständliche Einbettung des schwierigen Balanceaktes zwischen Ich und Wir in der Paartherapie öffnet aber neue Perspektiven und ergibt im besten Fall eine flexiblere Balance.
5) Zu solchem paartherapeutischen Handeln gehören auch Blicke in den Abgrund von Liebesverrat, Asymmetrie der Arbeits- und Machtverteilung (z. B. Geld) zwischen Frau und Mann sowie Ideen zu Ausgleichs- und Versöhnungsmöglichkeiten.
6) Die Bereitschaft der Therapeutin bzw. des Therapeuten, ein Paar mit langem Atem und Loyalität gut zu „rahmen“ und

nicht beim ersten Hagelwetter auf Psychopathologie oder auf Trennung zu schließen, kann einen sicheren Boden für Versuch und Irrtum bilden.

7) Therapeutische Weisheit erkennt Symptome als Vorboten von Wandel an und fokussiert auf kleine Schritte des Wandels, die den Blick für das Ganze öffnen.
8) Pragmatische Klarheit und Wertschätzung beider Partner durch den Therapeuten, auch wenn sie selber noch nicht wissen, was sie wollen, können Mut machen zu neuen Schritten auf dem individuellen und dem gemeinsamen Weg.
9) Paartherapeuten sollten wie Familienmediziner zugänglich sein! Aus diesem Grunde gebe ich Paaren bzw. einzelnen Partnern meine E-Mail Adresse und meine Telefonzeiten zur Benutzung an. Dieses Angebot wird wahrgenommen zur Vereinbarung von Terminen, aber auch für Feedbacks oder Fragen zu gehabten Sitzungen. Ich habe bisher nicht ein einziges Mal erlebt, dass dieses Angebot negativ benutzt oder gegen den Partner ausgespielt wurde.

Anmerkungen

1 Ich beziehe mich hier auf ambulante Paartherapien und schließe die Arbeit mit Paaren, bei denen ein Partner psychiatrisch hospitalisiert ist, in mein Modell ein, ohne explizit darauf einzugehen. Von zentraler Bedeutung ist meines Erachtens, dass Paartherapie von Menschen angeboten wird, welche die psychiatrische Diagnostik gut kennen und fähig sind, mit Kolleginnen und Kollegen aus dem Bereich der Psychiatrie zusammenzuarbeiten.

2 Hierzulande ist wenig bekannt, dass in den 1970er Jahren in den USA der systemisch orientierte Familientherapeut Jay Haley und der Verhaltenstherapeut Richard B. Stuart in der Entwicklung paartherapeutischer Theorien eng zusammenarbeiteten und die beiden Ansätze zusammenfügten. In anderen Worten: Die kognitiven Modelle der Verhaltenstherapie sind ein wesentliches Element des systemischen Ansatzes!

3 Was nicht heißt, dass ich im Lauf des Therapieprozesses nicht manchmal auch vorschlage, jeden Partner einmal allein zu sehen, im gegenseitigen Einverständnis.

4 Vgl. http://www.systemagazin.de, dann „Bücher", dann „Hildenbrand, Bruno: Einführung in die Genogrammarbeit" [29.10.2006].

5 Ausbildungsinstitut für systemische Therapie und Beratung, Meilen/Zürich: *Junge Paare – Eine Untersuchung zur Situation partnerschaftlichen Lebens im alemannischen Sprachraum Sommer 2003* (Ulrike Borst, Silvia Dinkel-Sieber, Andrea Schedle, Rosmarie Welter-Enderlin, Leitung: Bruno Hildenbrand).

Literatur

Beck, U. u. E. Beck-Gernsheim (1990): Das ganz normale Chaos der Liebe. Frankfurt a. M. (Suhrkamp).

Berger, P. L. u. T. Luckmann (1970): Die gesellschaftliche Konstruktion der Wirklichkeit. Frankfurt a. M. (S. Fischer).

Bleuler, M. (1972): Die schizophrenen Geistesstörungen im Lichte langjähriger Kranken- und Familiengeschichten. Stuttgart (Georg Thieme).

Boscolo, L. u. P. Bertrando (1994): Die Zeiten in der Zeit. Heidelberg (Carl-Auer).

Buchholz, M. B. (1997): Affektiver Kontakt im therapeutischen Dreieck. *System Familie* 10: 135.

Ciompi, L. (1982): Affektlogik. Über die Struktur der Psyche und ihre Entwicklung. Ein Beitrag zur Schizophrenieforschung. Stuttgart (Klett-Cotta).

Ciompi, L. (1997): Die emotionalen Grundlagen des Denkens. Entwurf einer fraktalen Affektlogik. Göttingen (Vandenhoeck & Ruprecht).

Clement, U. (2002): Systemische Sexualtherapie. In: N. Wirsching u. P. Scheib (Hrsg.): Paar- und Familientherapie. Berlin (Springer), S. 235–246.

Clement, U. (2004): Systemische Sexualtherapie. Stuttgart (Klett-Cotta).

Conger, R. D, a, Elder (1994): Families in troubled times – Adapting to change in rural America. New York (Aldine de Gruyter).

Dicks, H. (1967): Marital tension. New York (Basic).

Erickson, M. (1980): The collected papers of Milton H. Erickson. (Ed. by E. L. Rossi.) New York (Irvington). [dt. (1995–1998): Gesammelte Schriften von Milton H. Erickson, Bd. 1–6. Heidelberg (Carl-Auer).]

Family Process (2005): Heft 4 (Titel: Die Person des Therapeuten).

Fivaz-Depeursinge, E. u. A. Corboz-Warnery (2001): Das primäre Dreieck. Vater, Mutter und Kind aus entwicklungstheoretisch-systemischer Sicht. Heidelberg (Carl-Auer).

Foucault, M. (1978): Sexualität und Wahrheit. Frankfurt a. M. (Suhrkamp).

Fraenkel, P. (2006): Engaging families as experts: Collaborative family program development. *Family Process* 45 (June): 238.

Frank, J. D. (1981): Die Heiler. Wirkungsweisen psychotherapeutischer Beeinflussung. Vom Schamanismus bis zu den modernen Therapien. Stuttgart (Klett-Cotta/Greif), S. 260 ff.

Garfield, R. (2004): The therapeutic alliance in couples' therapy: Clinical considerations. *Family Process* 43 (4): 457.

Garmezy, N. (1991): Resiliency and vulnerability to adverse development outcomes associated with poverty. *American Behavioral Scientist* 34 (4): 416–430.

Gottman, J. M. (2000): Die 7 Geheimnisse einer glücklichen Ehe. München (Ullstein).

Grawe, K. (2004): Neuropsychotherapie. Göttingen (Hogrefe).

Gurman, A. S. a. P. Fraenkel (2002): The history of couple therapy: A millennial review. *Family Process* 41 (2): 199 ff.

Haley, J. (1963): Strategies of psychotherapy. New York (Grune & Stratton).

Hildenbrand, B. (2005): Einführung in die Genogrammarbeit. Heidelberg (Carl-Auer).

Hildenbrand, B. (Hrsg.) (2006): Erhalten und Verändern. Rosmarie Welter-Enderlins Beitrag zur Entwicklung der systemischen Therapie und Beratung. Heidelberg (Carl-Auer).

Hoffman, L. (Hrsg.) (1982): Grundlagen der Familientherapie. Hamburg (ISKO).

Hüther, G. (2006): Das Zusammenspiel von Neurobiologie und Psychologie der Gefühle: Die Bedeutung von Gefühlen für die Ressourcenentwicklung in der frühen Kindheit. In: B. Reuser, R. Nitsch u. A. Hundsalz (Hrsg.): Die Macht der Gefühle. Affekte und Emotionen im Prozess von Erziehungsberatung und Therapie. Weinheim/München (Juventa), S. 75–85.

Imber-Black, E. (2000): The new triangle. Couples and technology. In: P. Papp (ed.): Couples on the fault line. New York (Guilford).

Jackson, D. D. (1982): Titel. Die therapeutische Doppelbindung bei Paaren, In: L. Hoffman (Hrsg.): Grundlagen der Familientherapie. Hamburg (ISKO).

Jellouschek, H. (2002): Bis zuletzt die Liebe. Als Paar im Schatten einer tödlichen Krankheit. Freiburg i. Br. (Herder).

Jellouschek, H. (2005): Die Paartherapie. Eine praktische Orientierungshilfe. Stuttgart (Kreuz).

Kästner, E. (1969): Gesammelte Schriften für Erwachsene. Band 1: Gedichte. Zürich (Atrium). [Ursprüngl. (1930) in: Ein Mann gibt Auskunft. Hamburg (Atrium).]

Kelly, G. A. : (1986): Die Psychologie der persönlichen Konstrukte. Paderborn (Junfermann).

Kernberg, O. F. (1996): Schwere Persönlichkeitsstörungen, Theorie, Diagnose und Behandlunsstrategien. Klett-Cotta (Stuttgart).

Knobloch-Fedders, L. M., W. M. Pinsof a. B. J. Mann (2004): The formation of the therapeutic alliance in couple therapy. *Family Process* 43 (4): 425.

König, E. u. G. Volmer (1989): Referenztransformation als Prinzip kognitiver Therapien. *System Familie* 1989 (1): 12–20.

Kriz, J. (1997): Chaos, Angst und Ordnung. Wie wir unsere Lebenswelt gestalten. Göttingen (Vandenhoeck transparent).

Lederer, W. J. a. D. D. Jackson (1968): The mirages of marriage. New York (Norton).

Levold, T. (1998): Affektive Kommunikation und systemische Therapie. In: R. Welter-Enderlin u. B. Hildenbrand (Hrsg.): Gefühle und Systeme. Heidelberg (Carl-Auer), S. 18 ff.

Levold, T. (2004): Therapeutenpersönlichkeit zwischen Rolle und Identität. *Systeme* 18 (1): 41.

Lown, B. (1996): Die verlorene Kunst des Heilens. Frankfurt a. M. (Suhrkamp).

Ludewig, K. (1998): Emotionen in der systemischen Therapie – Eine Herausforderung an die klinische Theorie? In: R. Welter-Enderlin u. B. Hildenbrand (Hrsg.): Gefühle und Systeme. Heidelberg (Carl-Auer), S. 69 ff..

Ludewig, K. (2005): Einführung in die theoretischen Grundlagen der systemischen Therapie. Heidelberg (Carl-Auer).

Lusterman, D. D. (1998): Infidelity. A survival guide. Oakland, CA (New Harbinger).

Mahoney, M. J. (1991): Human change process. The scientific foundations of psychotherapy. New York (Basic).

Martens-Schmid, K. (2000): Narrative Problempräsentation in einem familientherapeutischen Erstinterview. Erzählen in der Psychotherapie. *Psychotherapie und Sozialwissenschaft* 2 (1): 117–128.

McGoldrick, M. u. R. Gerson (1990): Genogramme in der Familienberatung. Bern/Stuttgart/Toronto (Hans Huber).

McInerny, J. (1992): Brightness falls. London (Bloomsbury).

Murphy, L. B. (1974): Coping, vunerability, and resilience in childhood. In: G. V. Coelho, D. A. Hamburg a. J. E. Adams (eds.): Coping and adaptation. New York (Basic), pp. 69–100.

Musil, R. (1978): Der Mann ohne Eigenschaften. Reinbek bei Hamburg (Rowohlt).

Nuber, U. (2005): Resilienz: Immun gegen das Schicksal? *Psychologie Heute* 32 (9): 20–24.

Pamuk, O. (2004): Snow. New York (Knopf, distributed by Random House).

Papp, P. A. a. P. Fraenkel (2000): Couples on the fault line. New York (Guilford).

Papp, P. A. u. E. Imber-Black (1996): Familienthemen: Übergänge und Wandel. *System Familie* 9 (1): 12–21.

Pinsof, W. M. (2002): The death of „Till death us do part": The transformation of pair-bonding in the 20th centrury. *Family Process* 41 (2): 135 ff.

Reiss, D. (1981): „Von Angesicht zu Angesicht." In: L. Boscolo u. P. Bertrando: Die Zeiten in der Zeit. Heidelberg (Carl-Auer).

Riehl-Emde, A. (2003): Liebe im Fokus der Paartherapie. Stuttgart (Klett-Cotta).

Scheinkman, M. (2005): Beyond the trauma of betrayal: Reconsidering affairs in couples' therapy. *Family Process* 44 (2): 229 ff.

Schnarch, D. (2004): Der Weg zur Intimität. „Sexual crucible": Im Schmelztiegel der Sexualität. *Familiendynamik* 29: 101–120.

Simon, F. B., U. Clement u. H. Stierlin (2004): Die Sprache der Familientherapie – Ein Vokabular. Stuttgart (Klett-Cotta).

Stern, D. (1994): Die Lebenserfahrung des Säuglings. Stuttgart (Klett-Cotta.)

Stuart, R. B. (1980): Helping couples change. A social learning approach to marital therapy. New York (Guilford).

Symonds, D. a. A. O. Horvath (2004): Optimizing the alliance in couple therapy. *Family Process* 43 (4): 443.

Walsh, F. (1998): Strenghtening family resilience. New York/London (Guilford).

Walsh, F. (2006): Ein Modell familialer Resilienz und seine klinische Bedeutung. In: Welter-Enderlin u. B. Hildenbrand (Hrsg.): Resilienz. Gedeihen trotz widriger Umstände. Heidelberg (Carl-Auer), S. 43 ff.

Watzlawick, P., J. Weakland u. R. Fish (1974): Lösungen. Zur Theorie und Praxis menschlichen Wandels. Bern (Hans Huber).

Welter, R. (1997): Vater hätte auch Zirkusdirektor sein können. Meilen (Selbstverlag).

Welter-Enderlin, R. (1989): Alltagsbewältigung in Familien mit chronischer Polyarthritis. München (Psychologie Verlags Union).

Welter-Enderlin, R. (1992): Paare – Leidenschaft und lange Weile. München (Piper).

Welter-Enderlin, R. (1994): Glut unter der Asche. *Familiendynamik* 3: 32 ff.

Welter-Enderlin, R. (1995): Paare – Leidenschaft und lange Weile. Frauen und Männer in Zeiten des Übergangs. München/Zürich (Piper).

Welter-Enderlin, R. (1996): Deine Liebe ist nicht meine Liebe. Partnerprobleme und Lösungsmodelle aus systemischer Sicht. Freiburg i. Br. (Herder).

Welter-Enderlin, R. (1999): Wie aus Familiengeschichten Zukunft entsteht. Herder (Freiburg).

Welter-Enderlin, R. (2000): Wenn Lust und Liebe Leiden schaffen: Herausforderungen in der Psychotherapie. Paare – Leidenschaft und lange Weile. Hannover (Hannoversche Ärzte-Verlags-Union).

Welter-Enderlin, R. (2002): Paare – Leidenschaft und lange Weile. Die Kunst der Paartherapie. Freiburg i. Br. (Herder).

Welter-Enderlin, R. (2003): Paare – Leidenschaft und lange Weile. Die Kunst des Lebens zu zweit. Freiburg i. Br. (Herder), 4. Aufl.

Welter-Enderlin, R. (2005a): Deine Liebe ist nicht meine Liebe. Partnerprobleme und Lösungsmodelle aus systemischer Sicht. Paderborn (Junfermann).

Welter-Enderlin R. (2005b): Die Zentrierung auf die frühe Kindheit ist falsch. Interview mit U. Nuber. *Psychologie Heute* 32 (9): 25–27.

Welter-Enderlin, R. (2006): Wie aus Familiengeschichten Zukunft entsteht. Heidelberg (Carl-Auer).

Welter-Enderlin, R. u. B. Hildenbrand (1996/2004a): „Nachlese zu Familie Brenner“ zehn Jahre nach Beendigung ihrer Therapie. In: R. Welter-Enderlin u. B. Hildenbrand: Systemische Therapie als Begegnung. Stuttgart (Klett-Cotta), S. 203 ff.

Welter-Enderlin, R. u. B. Hildenbrand (1996/2004b): Systemische Therapie als Begegnung. Stuttgart (Klett-Cotta).

Welter-Enderlin R. u. B. Hildenbrand (1998): Gefühle und Systeme. Heidelberg (Carl-Auer).

Welter-Enderlin, R. u. B. Hildenbrand (Hrsg.) (2002): Rituale – Vielfalt in Alltag und Therapie. Heidelberg (Carl-Auer), 2. Aufl. 2004.

Welter-Enderlin, R. u. B. Hildenbrand (Hrsg.) (2006): Resilienz. Gedeihen trotz widriger Umstände. Heidelberg (Carl-Auer).

Welter-Enderlin, R. u. H. Jellouschek (2002): Systemische Paartherapie – Ein integratives Konzept. In: M. Wirsching u. P. Scheib (Hrsg).: Paar- und Familientherapie. Springer (Heidelberg).

Werefkin, M. (2005): Licht in den Schatten bringen. In: H. Gagel: So viel Energie. Künstlerinnen in der dritten Lebensphase. Berlin (AvivA).

Werner, E. E. (2001): Unschuldige Zeugen. Der Zweite Weltkrieg in den Augen von Kindern. Hamburg/Wien (Europa).

Werner, E. E. a. R. S. Smith (1993): Overcoming the odds: High risk children from birth do adulthood. Ithaca, NY (Cornell University Press).

Willi, J. (1975): Die Zweierbeziehung. Reinbek bei Hamburg (Rowohlt).

Willi, J. (1991): Was hält Paare zusammen? Der Prozess des Zusammenlebens in psychoökologischer Sicht. Reinbek bei Hamburg (Rowohlt).

Willi, J. (1996): Ökologische Psychotherapie. Göttingen (Hogrefe).

Zilbergeld, B. (1994): Männliche Sexualität. Was nicht alle schon immer über Männer wussten ... München (Steinbauer & Rau).

Über die Autorin

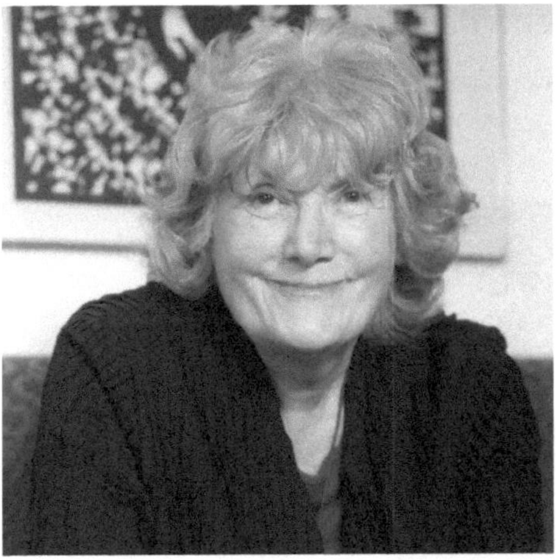

Rosmarie Welter-Enderlin (1935–2010), MSW, war Paar-, Familien- und Organisationsberaterin sowie Lehrbeauftragte an der Universität Zürich. 2003 erhielt sie den „American Family Therapy Academy Award" für herausragende Beiträge zur Familientherapie. Im Jahr 2006 ehrten zahlreiche Kollegen Rosmarie Welter-Enderlins Beitrag zur Entwicklung der systemischen Therapie und Beratung mit der Festschrift *Erhalten und Verändern* (hrsg. von Bruno Hildenbrand).

Veröffentlichungen u. a.: *Resilienz und Krisenkompetenz* (2. Aufl. 2015), *Wie aus Familiengeschichten Zukunft entsteht* (2. Aufl. 2015) sowie – zusammen mit Bruno Hildenbrand – *Resilienz: Gedeihen trotz widriger Umstände* (5. Aufl. 2016), *Rituale – Vielfalt in Alltag und Therapie* (3. Aufl. 2011)

Helke Bruchhaus Steinert

Wenn die Sexualität streikt

Sexualstörungen erkennen, verstehen, lösen

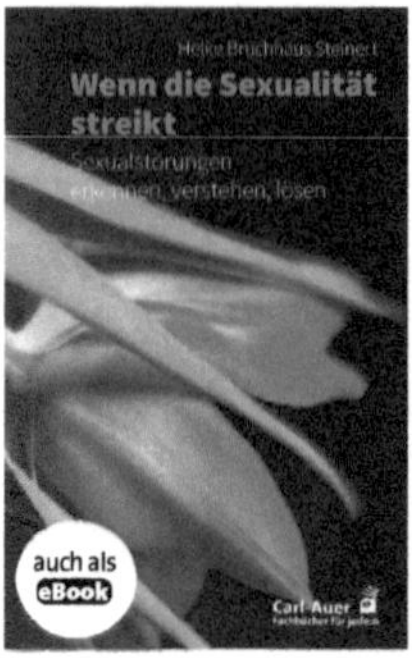

119 Seiten, Kt, 2022
ISBN 978-3-8497-0448-3

Liebe und Sex sind eng miteinander verbunden. Allerdings folgt die Liebe einer anderen Logik als das sexuelle Begehren: Die Liebe sucht Nähe, das sexuelle Begehren braucht Distanz. Da verwundert es nicht, dass es bei der „schönsten Nebensache der Welt" gelegentlich zu Störungen kommt.

„Beim Sex wie beim Kauf eines Buches ist es ein besonderer Glücksfall, wenn sich der Inhalt als noch spannender, noch faszinierender, noch beglückender als die ganze Aufmachung herausstellt. Das Buch ist eine wunderbare Mischung aus Wissenschaft, Seelengeflüster und Lösungsfeuerwerk. Behutsam öffnet die Autorin die Schlafzimmertüren, spürt Bedürfnisse, Wünsche und Fantasien auf und macht aus Neinsagern, Spielverderbern und Pflichterfüllern knutschende, fummelnde Berührungskünstler mit Happy-End-Garantie. Paare lernen nicht nur, dass sie ein höchst individuelles sexuelles Profil haben, sie lernen, genau diese Anziehung neu zu spüren und viel intensiver zu genießen. Falls Sie noch Zögern: Beginnen Sie Ihr Lesevergnügen gleich auf Seite 56! Die innere Gewissheit, jenseits der 60 nicht nur sinnlich lustvollen, sondern auch verdammt viel Sex zu haben, hält das Herz inmitten mancher Alltagstristesse in bleibender Flirtlaune." Dr. Carmen Beilfuß

Carl-Auer Verlag • www.carl-auer.de

Monika Röder

Der kleine Eheretter

Ein einfaches 3-Schritte-Programm für Paare

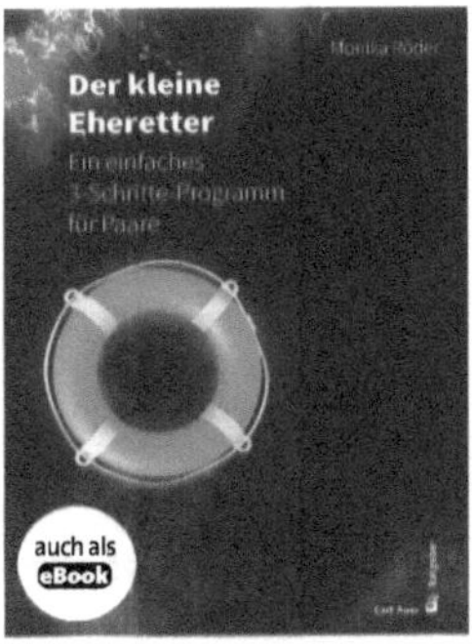

141 Seiten, Kt, 2. Aufl. 2024
ISBN 978-3-8497-0572-5

Streit in der Ehe oder in der Partnerschaft geht meist mit viel Aufregung und heftigen Gefühlen einher. Gewinnen diese die Oberhand, schaukeln sich Konflikte hoch und der Kontakt geht verloren. Diese Erfahrung teilen viele Paare, und allzu häufig resignieren sie irgendwann. Wenn wir verstehen, wie unser Gefühlsleben organisiert ist und wie unser Körper dabei reagiert, können wir uns selbst besser regulieren und gelassener, aber auch klarer werden. Selbstregulation ist der Schlüssel dafür, dem anderen offen und zugewandt zu begegnen und gleichzeitig die eigenen Bedürfnisse nicht aus dem Blick zu verlieren. Die erfahrene Paartherapeutin Monika Röder beschreibt hier mit klaren und leicht verständlichen Worten drei Schritte zu einer besseren Partnerschaft: den Ausstieg aus dem Kampfstress, die Regulation des eigenen Körpers und der eigenen Gefühle, und schließlich die Klärung des Geschehens und das Mitteilen der eigenen Bedürfnisse in einer guten Begegnung. Zahlreiche Beispiele und Illustrationen zeigen neben typischen Mustern auch Wege auf, unfruchtbare Konflikte endlich hinter sich zu lassen. Kleine Übungen im Buch helfen, die eigenen Fähigkeiten deutlich zu verbessern.

Carl-Auer Verlag • www.carl-auer.de

Don R. Catherall

Emotionale Sicherheit

Affektive Kommunikation
in Paarbeziehung und Paartherapie

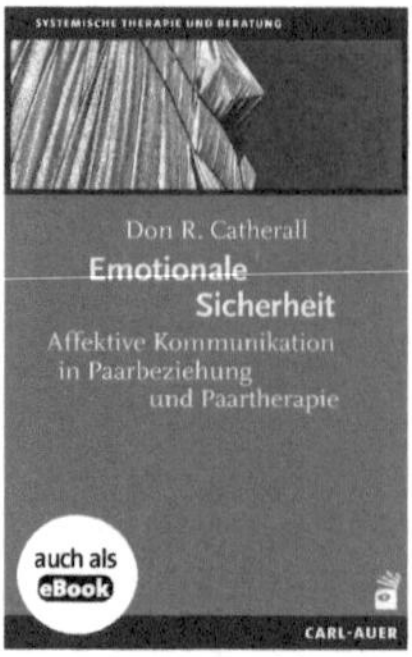

Aus dem Amerikanischen
von Ute Weber

397 Seiten, 7 Abb., Kt, 2022
ISBN 978-3-8497-0386-8

Wenn sich ein Paar in Therapie begibt, bringt es einen Wust an Emotionen mit: Trauer, Scham, Wut, Verzweiflung, Angst, Enttäuschung, ... Wer sich in einem solchen Dschungel von Gefühlen zurechtfinden will, braucht einen guten Kompass. Don R. Catherall stellt die Themen Bindung und Wertschätzung in den Mittelpunkt der Paartherapie: Wer das Gefühl hat, dass das eine oder das andere bedroht ist, dem bzw. der fehlt es an emotionaler Sicherheit – mit den entsprechenden Konsequenzen. Paartherapie hat dann zum Ziel, diese Sicherheit (wieder) herzustellen. Das Modell der emotionalen Sicherheit hilft, die beteiligten Affekte und Emotionen in ihrem gesamten Spektrum zu erkennen, auszuhalten, einzuordnen und schließlich zu integrieren. Es ist nicht so sehr eine Behandlungsmethode als vielmehr eine Art, den therapeutischen Prozess zu reflektieren.

„Dieses Buch ist in seiner Bedeutung überhaupt nicht zu überschätzen. Paare können sich Gedanken machen: Wie können wir auf eine Weise miteinander umgehen, die das Selbstwertgefühl des anderen nicht verkleinert, sondern eher mehr Möglichkeiten zur Entfaltung bringt?"

Tom Levold

Carl-Auer Verlag • www.carl-auer.de